*äzq* **Schriftenreihe**
**Band 25**

# Manual Patienteninformation

Empfehlungen zur Erstellung
evidenzbasierter Patienteninformationen

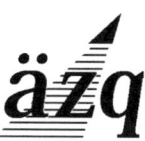

**AUTOREN**
Sylvia Sänger
Britta Lang
David Klemperer
Christian Thomeczek
Marie-Luise Dierks

**Redaktionelle Bearbeitung:**
Sylvia Sänger

**ISBN**
3-9811002-0-4            (bis 31.12.2006)
978-3-9811002-0-4       (ab 01.01.2007)

© 2006 by ÄZQ
Wegelystraße 3 / Herbert-Lewin-Platz, 10623 Berlin

Version vom                        April 2006
Nächste geplante Überarbeitung:    April 2008

# Danksagung

Vor der Veröffentlichung haben wir das Manual Patienteninformationen von unterschiedlichen Personen prüfen lassen. Für die wertvollen Anregungen und die konstruktive Kritik, die in dieses Manual eingeflossen sind, bedanken wir uns besonders bei den folgenden Personen:

| | |
|---|---|
| Klaus Balke | Referat Patienten / Versicherte der Kassenärztlichen Bundesvereinigung |
| Prof. Dr. Gerhard Englert | Forum für chronisch kranke und behinderte Menschen im Deutschen Paritätischen und Patientenforum bei der Bundesärztekammer |
| Wulf Kannegießer | Journalist |
| Dr. Regina Klakow-Franck | Stellvertretende Hauptgeschäftsführerin der Bundesärztekammer |
| Dr. Adela Litschel | Kooperationsstelle für Selbsthilfeorganisationen, Kassenärztliche Bundesvereinigung |
| Prof. Dr. Wilhelm Bernhard Niebling | Facharzt für Allgemeinmedizin, Gesellschaft für Hochschullehrer in der Allgemeinmedizin (GAH) und Mitglied des Deutschen Netzwerk Evidenzbasierte Medizin e.V. |

*Anmerkungen:*

Fremdworte und Fachbegriffe sind *fett und kursiv gedruckt* und durch einen vorangestellten Pfeil (⇨) markiert. Sie werden im angefügten Glossar erklärt.

Wann immer von Patienten, Ärzten oder anderen Personengruppen die Rede ist, sind stets Frauen und Männer in gleicher Weise einbezogen. Wir haben die männliche Form einer besseren Lesbarkeit willen gewählt.

# Inhaltsverzeichnis

Vorwort ............................................................................................ 5

Abkürzungsverzeichnis ................................................................... 6

Ziele dieses Buches ........................................................................ 7

An wen sich dieses Buch richtet ..................................................... 9

Zum Inhalt dieses Buches ............................................................... 9

Was eine evidenzbasierte Patienteninformation ist ...................... 11

Erstellung von evidenzbasierten Patienteninformationen .............. 15

Arbeitsplan .................................................................................... 40

Adressteil ...................................................................................... 43

Glossar .......................................................................................... 53

Autoren und Finanzierung des Buches........................................... 65

Literatur und Quellenverzeichnis ................................................... 66

## Vorwort

Sie wollen eine Patienteninformation erstellen und sind sich nicht sicher, welche Inhalte Sie berücksichtigen müssen? Sie möchten aktuelle wissenschaftliche Erkenntnisse in Ihre Information aufnehmen und wissen nicht so recht, wo und wie Sie diese finden können? Sie möchten wissenschaftliche Quellen in einer verständlichen Form kommunizieren und suchen nach Möglichkeiten, wie das gehen kann? Sie haben den Anspruch, eine Information von hoher Qualität zu erstellen und möchten gerne wissen, woran Sie sich dabei orientieren sollen?

Mit unserem „Manual Patienteninformation – Empfehlungen zur Erstellung ⇨ *evidenzbasierter Patienteninformationen* " geben wir nicht nur eine Antwort auf diese Fragen, sondern leisten gleichzeitig einen Beitrag für einen ⇨ *Standard* für deutschsprachige evidenzbasierte Patienteninformationen. Schritt für Schritt wird erläutert, wie Sie beim Erstellen von evidenzbasierten Patienteninformationen vorgehen sollten.

## Abkürzungsverzeichnis

| | |
|---|---|
| ACHSE | Allianz chronisch seltener Erkrankungen e.V. |
| AFGIS | Aktionsforum Gesundheitsinformationssysteme |
| AWMF | Arbeitsgemeinschaft der Wissenschaftlichen Medizinischen Fachgesellschaften |
| ÄZQ | Ärztliches Zentrum für Qualität in der Medizin |
| BAG-Selbsthilfe | Bundesarbeitsgemeinschaft Selbsthilfe von Menschen mit Behinderung und chronischer Erkrankung und ihren Angehörigen e.V. |
| BÄK | Bundesärztekammer |
| BMBF | Bundesministerium für Bildung und Forschung |
| CC | Cochrane Collaboration |
| DCZ | Deutsches Cochrane Zentrum |
| DMP | Disease Management Programm |
| DNEbM e.V. | Deutsches Netzwerk Evidenzbasierte Medizin e.V. |
| e.V. | Eingetragener Verein |
| EbM | Evidenzbasierte Medizin |
| G-BA | Gemeinsamer Bundesausschuss |
| G-I-N | Guidelines International Network |
| HON | Health on the Net Foundation |
| HTA | Health Technology Assessment |
| IQWIG | Institut für Qualität und Wirtschaftlichkeit im Gesundheitswesen |
| KBV | Kassenärztliche Bundesvereinigung |
| NAKOS | Nationale Kontakt- und Informationsstelle zur Anregung und Unterstützung von Selbsthilfegruppen |
| PEF | Partizipative Entscheidungsfindung |
| RCT | Randomised Controlled Trial |

## Ziele dieses Buches

Dieses Manual gibt Empfehlungen, wie unter Anwendung von Qualitätskriterien, der Einbeziehung wissenschaftlicher Erkenntnisse sowie der Bedürfnisse der Patienten evidenzbasierte Patienteninformationen erstellt werden können.

Zunächst eine einleitende Definition: Eine Information ist dann ⇨ *evidenzbasiert*, wenn Aussagen zu Untersuchungen und Behandlungsmöglichkeiten mit wissenschaftlichen Quellen belegt sind, welche zum Zeitpunkt der Erstellung die besten und aussagekräftigsten Daten zum betreffenden Problem beinhalten. Am besten wissenschaftlich untermauert gelten Erkenntnisse die auf ⇨ *systematischen Übersichtsarbeiten,* ⇨ *Metaanalysen* oder ⇨ *randomisierten kontrollierten klinischen Studien* beruhen. Die am wenigsten wissenschaftlich gesicherten Daten sind Ergebnisse einer ⇨ *konsentierten Meinung* von spezialisierten Fachleuten (Experten), da sie auf subjektiven Einzelerfahrungen beruhen und nicht auf systematischer Forschung. In allen Fällen handelt es sich jedoch um ⇨ *Evidenz*. Diese kann also - in Abhängigkeit vom Grad der wissenschaftlichen Absicherung - mehr oder weniger stark sein.

Patienteninformationen sollen Patienten in die Lage versetzen, eine Krankheit beziehungsweise deren Symptome zu verstehen und einzuordnen. Sie sollen über Nutzen, Risiken und Nebenwirkungen informieren, aber auch vor nutzlosen, überflüssigen und schädlichen Maßnahmen warnen. Sie sollen sich insbesondere auf Behandlungsziele gründen, die für Patienten besonders wichtig sind, wie zum Beispiel die Lebenserwartung und die Verbesserung der Lebensqualität.

Informationen spielen eine wichtige Rolle bei der Unterstützung der Arzt-Patienten-Kommunikation im Rahmen einer gemeinsam verantworteten Entscheidungsfindung. Diese ⇨ *partizipative Entscheidungsfindung* (PEF, englisch: ⇨ *shared decision making*) ist besonders auf unverzerrte und zuverlässige Informationen angewiesen [1]. Patienten haben ganz unterschiedliche Bedürfnisse in bezug auf gute Informationen.

Sie möchten:

- Die Ursachen und den Hintergrund ihrer Erkrankung verstehen,

- eine realistische Vorstellung von ihrer Prognose erhalten,

- über die ausgewählten Untersuchungs- und Therapieverfahren ausführlich informiert werden,

- die Abläufe und die wahrscheinlichen Ergebnisse von Untersuchungen und Behandlungen verstehen,

- Alternativen, Risiken und Nebenwirkungen kennen,

- Klarheit darüber erhalten, wie gut die ausgewählten Verfahren geeignet sind, das
  Gesundheitsproblem zu behandeln,

- Hinweise darüber erhalten, was sie selbst zur Heilung beitragen können und wie
  sie Rückfälle oder Neuerkrankungen verhindern können,

- erfahren, wo sie die beste Behandlung für ihre Erkrankung erhalten, und vieles
  mehr.

Gute Patienteninformationen beziehen sich nicht nur auf die rein medizinischen Aspekte, sondern auch darauf, welche Erfahrungen andere Patienten mit der entsprechenden Erkrankung gemacht haben, ob sich eine Behandlung auf die Lebensqualität und die Psyche auswirkt oder ob eine Behandlung Einfluss auf das Sexualleben
hat. Nicht alle Aspekte können im Detail in jeder schriftlichen Patienteninformation
dargelegt werden, allerdings sollten vor der Entwicklung von Informationsmaterialien
gezielte Recherchen in bezug auf den Informationsbedarf der entsprechenden Zielgruppen erfolgen.

Wissenschaftliche Daten, Hintergründe und neue Studienergebnisse zu bestimmten
Therapiemethoden werden heute von Patienten immer öfter nachgefragt. Als Folge
ist ein mittlerweile nahezu unüberschaubares Informationsangebot entstanden, das
von unterschiedlichen Anbietern erarbeitet und veröffentlicht wird. Zu berücksichtigen
ist, dass die diversen Anbieter mit der Informationsverbreitung häufig auch ganz bestimmte eigene Interessen verbinden, die von Imagefragen über eine Positionierung
auf dem Markt bis hin zur Vermarktung von Produkten reichen. Hier entsprechend
Klarheit für die Nutzerinnen und Nutzer zu schaffen, ist eines der wichtigen Ziele der
vorliegenden Publikation. Trotz vieler Bemühungen [2-4] gibt es nämlich bisher we-
der in Deutschland noch international einen anerkannten Qualitätsstandard für gute
Patienteninformationen.

## An wen sich dieses Buch richtet

Das vorliegende Manual wendet sich an alle Personen, Organisationen und Institutionen, die sich mit der Erstellung evidenzbasierter Patienteninformationen und deren Verbreitung befassen. Perspektivisch werden auf der Grundlage des Manuals bestehende Instrumente zur Bewertung der Qualität von Patienteninformationen weiter entwickelt. Zudem leisten die Autoren mit diesen Empfehlungen einen Beitrag zur Schaffung eines Standards für die Erstellung transparenter, vertrauenswürdiger und evidenzbasierter Patienteninformationen.

## Zum Inhalt dieses Buches

- Das Kapitel Was eine evidenzbasierte Patienteninformation ist dient der Begriffsbestimmung. Obwohl in der jüngeren Vergangenheit international zahlreiche Publikationen über evidenzbasierte Patienteninformationen verfasst wurden, ist uns für den deutschen Sprachraum bislang keine einheitliche Definition bekannt. Deshalb wird hier eine von den Autoren erarbeitete Definition vorgestellt.

- Das Kapitel Erstellung von evidenzbasierten Patienteninformationen bildet den Schwerpunkt des Manuals. Unser Ziel ist es, praxisrelevante Kriterien für die Entwicklung von evidenzbasierten Patienteninformationen vorzulegen. Wir erläutern Qualitätskriterien evidenzbasierter Patienteninformationen und geben Hinweise zur praktischen Umsetzung in Printmedien und im Internet.

- In übersichtlicher Form informiert Sie das Kapitel Arbeitsplan über die verschiedenen Phasen der Erstellung evidenzbasierter Patienteninformationen von der Planung bis hin zur Überarbeitung.

- Der Adressteil, den wir für Sie zusammengestellt haben, bietet eine Übersicht über Institutionen und Organisationen in Deutschland, die sich mit der Erarbeitung und Methodik evidenzbasierter Patienteninformationen befassen. Dorthin können Sie sich auch wenden, wenn Sie Unterstützung wünschen. Ergänzt wird der Adressteil durch eine Übersicht über Schulungsprogramme in Deutschland, die den Umgang mit wissenschaftlicher Evidenz zum Inhalt haben.

- Im angefügten Glossar finden Sie eine Erklärung zu allen verwendeten Fachbegriffen, die wir im Text durch einen vorangestellten Pfeil markiert haben.

## Was eine evidenzbasierte Patienteninformation ist

Der Begriff Patienteninformation wird vielfältig verwendet. Das Spektrum reicht von einem Lage- oder Essensplan einer Klinik bis hin zu ⇨ *evidenzbasierten Entscheidungshilfen* (englisch: ⇨ *decision aids*).

Die unterschiedlichen Bedeutungen des Begriffs Patienteninformation hängen mit deren verschiedenen Aufgaben und Zielsetzungen zusammen. Patienten brauchen nicht nur Informationen über diagnostische und therapeutische Maßnahmen, die in Verbindung mit der medizinischen Versorgung stehen. Sie benötigen auch organisatorische Hinweise, Wissen über die Qualität der Versorgung, die Strukturen des Gesundheitswesens oder Hinweise auf sozialrechtliche Aspekte, Finanzierungsfragen oder gesundheitspolitische Hintergründe. Im Verlauf der ⇨ *Versorgungskette* werden von Patienten unterschiedliche Informationen benötigt (Abbildung 1), die mit den jeweils aktuellen Fragen der Betroffenen und ihrer Angehörigen in Bezug auf die Versorgungskette verknüpft sind.

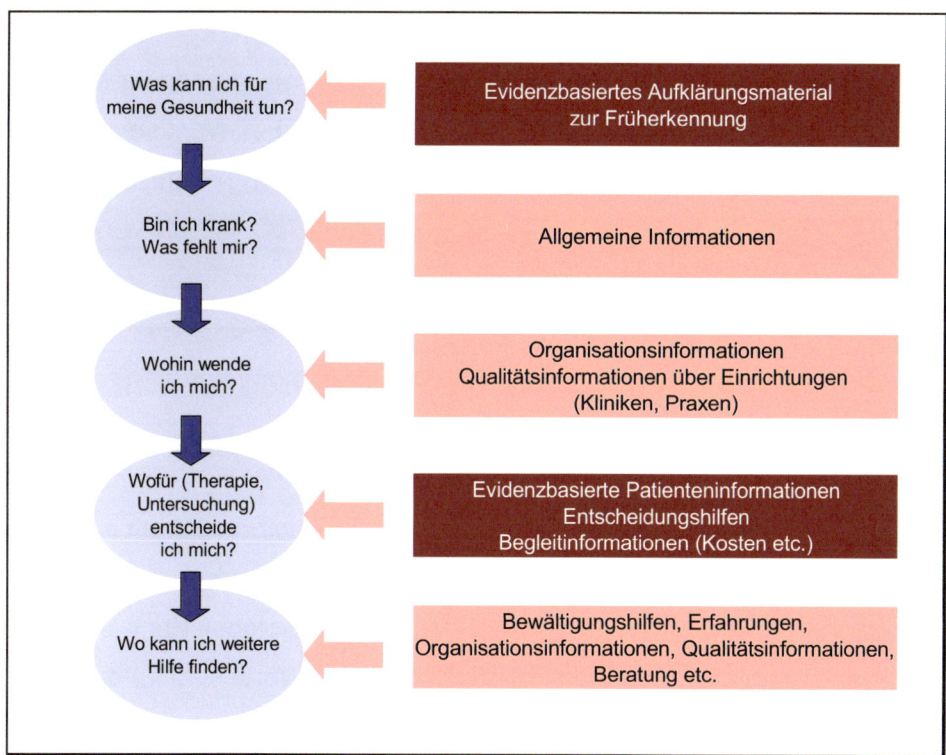

Abbildung 1: Arten von Patienteninformationen im Kontext der Versorgungskette

Selbstverständlich müssen _alle_ Informationen für Patienten objektiv, verlässlich und vor allem verständlich sein. Das gilt für Praxisbeschreibungen ebenso, wie für Qualitätsberichte und andere Informationen. Das Manual Patienteninformation fokussiert jedoch auf die Informationen, die im Rahmen der Entscheidung für oder gegen eine medizinische Maßnahme von entscheidendem Interesse sind – auf evidenzbasierte Patienteninformationen (in Abbildung 1 rot markiert). Da es in Deutschland nach Wissen der Autoren derzeit noch keine Definition für evidenzbasierte Patienteninformationen gibt, wurde eine entsprechende Definition erarbeitet.

 # Definition

**Evidenzbasierte Patienteninformationen**

Evidenzbasierte Patienteninformationen beruhen auf objektiven und wissenschaftlich belegten Aussagen zu Erkrankungen und deren Untersuchungs- und Behandlungsmöglichkeiten. Sie berücksichtigen die zum Zeitpunkt der Erstellung vorhandenen besten und aussagekräftigsten Daten zu den untersuchten Themen und die Erfahrungen und Bedürfnisse betroffener Patienten. Evidenzbasierte Patienteninformationen müssen für Menschen ohne medizinische Vorbildung verständlich und relevant sein. Relevanz bedeutet, dass als „Erfolgsfaktoren" der Behandlung auch solche dargestellt werden, die für Patienten bedeutsam sind. Dies sind insbesondere die Lebenserwartung und die Lebensqualität. Unter diesen Voraussetzungen sind evidenzbasierte Patienteninformationen eine Grundlage für Patienten, Entscheidungen für oder gegen in Frage kommende Untersuchungs- oder Behandlungsmaßnahmen zu treffen.

Diese Darstellung greift die Kritik an herkömmlichen Patienteninformationen auf, die häufig „Behelfsgrößen", so genannte ⇨ **_Surrogatparameter_** heranziehen. Das sind zum Beispiel physiologische Messwerte wie Blutdruck, Blutfettspiegel, Kontraktionskraft des Herzens, Verringerung der Tumorgröße usw. Diese Werte sind für den Patienten zwar interessant aber nachrangig, wenn sie nicht in sicherer Verbindung mit den Parametern „Verbesserung der Lebenserwartung und/oder der Lebensqualität" stehen. Beispiele aus der Praxis haben gezeigt [7] dass solche Surrogatparameter in die Irre führen können.

Die Evidenz in Patienteninformationen muss die folgenden Anforderungen erfüllen [nach: 5]:

- **Genauigkeit**

  Die den Aussagen der Patienteninformation zugrunde liegenden wissenschaftlichen Daten müssen „genau" sein. Dies wird ermittelt durch zwei Parameter: die Bestimmung der ⇨ **Validität** und ⇨ **Reliabilität** der zugrunde liegenden wissenschaftlichen Daten.

- **Vollständigkeit**

  Die wissenschaftliche Evidenz, die in evidenzbasierte Patienteninformationen eingeht muss vollständig sein. Das bedeutet, dass alle Veröffentlichungen zum betreffenden Thema recherchiert werden müssten. Dies ist in der Praxis nicht immer zu realisieren, sollte jedoch angestrebt werden.

- **Relevanz**

  Relevanz bedeutet, dass die Empfehlungen, Fakten und Daten der Publikation für vom Leser für die Beantwortung einer gesundheitlichen Frage als bedeutsam und entscheidungsunterstützend angesehen werden.

- **Angemessene Darstellung**

  Die wissenschaftliche Datenlage im Hinblick auf Nutzen und Risiken einer Behandlung muss so dargestellt und erklärt werden, dass sie vom Nutzer (Verbraucher, Patient) verstanden und richtig interpretiert werden kann.

- **Relevante Detaildarstellung**

  Die Daten müssen detailliert genug sein, um eine Entscheidung auch im individuellen Fall unterstützen zu können.

- **Relevanter Kontext**

  Die Darstellung der wissenschaftlichen Datenlage muss immer im Kontext der Situation betroffener Patienten betrachtet werden.

Spezialfall Entscheidungshilfe

Unter den evidenzbasierten Patienteninformationen nehmen Entscheidungshilfen („decision aids") eine Sonderstellung ein. Sie beziehen sich auf Entscheidungssituationen im individuellen Fall. Da die Entwicklung von decision aids im angelsächsischen Raum ihren Ausgangspunkt genommen hat und bislang keine einheitliche deutsche Übersetzung des Begriffs vorliegt, wird auch in Deutschland häufig die englische Bezeichnung „decision aids" beibehalten.

 # Definition

**Definition decision aids / Entscheidungshilfen**

Decision aids sind evidenzbasierte Informationsmaterialien, die entwickelt werden, um Menschen darin zu unterstützen, spezifische und abwägende Entscheidungen zu treffen. Sie berücksichtigen Bedingungen und Ergebnisse, die bedeutsam für das *individuelle* gesundheitliche Problem eines Patienten sind. Decision aids unterscheiden sich von anderen Gesundheitsinformationen durch ihren detaillierten, spezifischen und personalisierten Fokus auf Optionen und Behandlungsergebnisse mit dem Ziel, die Menschen auf eine Entscheidung vorzubereiten, die ihrer individuellen Situation angemessen ist [nach 6]. Decision aids stellen eine Spezifikation evidenzbasierter Patienteninformationen dar.

Die durch decision aids vermittelten Informationen sind so aufgearbeitet, dass sie den Patienten im Entscheidungsprozess für sein individuelles Problem unterstützen. Decision aids informieren über Behandlungsergebnisse, die bedeutend für Patienten sind, wie zum Beispiel die ⇨ *Effekte* einer Behandlung bezüglich der Lebenserwartung und Lebensqualität.

## Erstellung von evidenzbasierten Patienteninformationen

Bei der Erarbeitung von evidenzbasierten Patienteninformationen sollten bereits er-
probte Qualitätskriterien als Basis diesen. Wir haben unser Manual an der Qualitäts-
checkliste ⇨ **Check-In** [9] orientiert. Diese wurde gemeinsam mit dem Patientenforum bei der Bundesärztekammer entwickelt. Check-In ist vor allem dazu geeignet,
den Prozess der Informationserstellung als Form einer standardisierten Rückmel-
dung an die Informationshersteller zu begleiten. Basis für die Entwicklung von
Check-In waren die Instrumente ⇨ **DISCERN** [8], und ⇨ **AGREE** [10]. Hierbei handelt es sich um validierte und international gebräuchliche Qualitätskriterien für gute
Patienteninformationen (DISCERN) und ärztliche Leitlinien (AGREE).

Die Kriterien des Qualitätskatalogs Check-In und ihre Konsequenzen auf die Erstellung evidenzbasierter Patienteninformationen werden nachfolgend beschrieben. Tabelle 1 stellt die formalen Kriterien zusammen, die eine evidenzbasierte Patienteninformation unabhängig von ihrem Inhalt erfüllen muss. Tabelle 2 zeigt die Zuordnung
von Qualitätskriterien zu verschiedenen Themenblöcken der Patienteninformation.
Die Aufzählung dieser Themenblöcke ist nicht als vollständige Gliederung einer evidenzbasierten Patienteninformation zu verstehen, denn wie Sie Ihre Patienteninformation im Detail aufbauen, bleibt natürlich Ihnen überlassen.

| Tabelle 1: Formale Qualitätskriterien | |
|---|---|
| **Autoren und beteiligte Interessengruppen** | ▪ Angabe von Autoren mit fachlicher Qualifikation<br>▪ Angaben zur Beteiligung von Interessengruppen (Patientenbeteiligung) |
| **Aktualität und Gültigkeit** | ▪ Angabe des Datums der Erstellung der Information<br>▪ Angabe des Datums der nächsten Überarbeitung der Information |
| **Redaktionelle Unabhängigkeit / Transparenz** | ▪ Erklärung über mögliche Interessenkonflikte<br>▪ Erklärung zur redaktionellen Unabhängigkeit<br>▪ Angaben zur Transparenz der eigenen Arbeit |
| **Klarheit und Gestaltung** | ▪ Inhaltliche Klarheit<br>▪ Optische Gestaltung |

| Tabelle 2: Qualitätskriterien in Verbindung mit einzelnen Themenblöcken | |
|---|---|
| Einleitung | ■ Nennung der Ziele der Information<br>■ Definition der Zielgruppen der Information |
| Beschreibung der Erkrankung | ■ Beschreibung des natürlichen Krankheitsverlaufs<br>■ Erklärung, was passiert, wenn die Erkrankung unbehandelt bleibt |
| Beschreibung notwendiger Untersuchungen und Behandlungsmöglichkeiten | ■ Angaben zu verwendeten (Evidenz)quellen<br>■ Angaben zur Wirkungsweise<br>■ Angaben zu Nutzen und Risiken<br>■ Angaben zu möglichen Alternativen<br>■ Angaben zur Auswirkung der Behandlung auf das tägliche Leben<br>■ Aussagen zu möglichen Unsicherheiten |
| Ergänzende Hilfen | ■ Angabe von weiterführender Literatur und Links<br>■ Angabe von Adressen und Anlaufstellen |

## Berücksichtigung formaler Qualitätskriterien

| Autoren und beteiligte Interessengruppen | ■ Angabe von Autoren mit fachlicher Qualifikation<br>■ Angaben zur Beteiligung von Interessengruppen (Patientenbeteiligung) |
|---|---|

 **Kriterium**

**Angabe von Autoren mit fachlicher Qualifikation**

Angaben zum Autor / zu den Autoren sind ein wichtiges formales Transparenzkriterium. Anhand des Namens des Verfassers kann man zum Beispiel in medizinischen Datenbanken (zum Beispiel ⇨ *Medline* etc.) recherchieren, ob sich der Autor auf dem betreffenden Fachgebiet profiliert hat [11].

 Umsetzung in Printmedien

Autoren sollten Sie in einem ⇨ *Impressum* angeben. Stellen Sie zusätzlich den Autor / die Autoren kurz vor, etwa durch einen tabellarischen Überblick des beruflichen Werdegangs und der Adresse der derzeitigen Wirkungsstätte. Ein Bild des Autors allein ist nicht ausreichend (wird aber von Verbrauchern oft als Hinweis auf die Qualität einer Information gewertet → zum Beispiel seriöse Erscheinung auf dem Foto = qualitativ hochwertige Information).

 Umsetzung im Internet

Verlinken Sie Autorennamen bei Internetinformationen mit der Einrichtung an der beziehungsweise für die diese tätig sind. Wenn Sie Ihre Information für das Internet in einer fragmentierten (auf unterschiedliche Internetseiten verteilten) Form anbieten, achten Sie darauf, dass an jeder Stelle ein Link auf die Autoren gesetzt ist.

Für Printmedien und Internet gilt:

Die Ersichtlichkeit der fachlichen Qualifikation ist für Patienten und Verbraucher ein Ausdruck von Zuverlässigkeit. Die Angabe von „Dr. med." reicht hier aber nicht aus. Der berufliche Hintergrund, beziehungsweise die Arbeitsstätte des/der Autors(en) sollten daher angegeben sein. Bei der Angabe der Qualifikation des Autors muss auch das Fachgebiet deutlich werden, auf dem der Autor tätig ist. Geben Sie keine Institution als alleinige Information zum Autor an (zum Beispiel Fachgesellschaft für xyz, oder Selbsthilfeorganisation / -Gruppe xyz). Benennen Sie immer den/die verantwortlichen Autor(en), der die Information letztlich verfasst hat.

 Beispiel

*„Morbus Mustermann" –*
*Erkrankungsbild und Behandlung*

*Autoren:*
*Dr. med. Klaus Musterarzt*
*Institut zur Erforschung des Morbus Mustermann*

*www.institut-montagmorgen.de*

*Sowie die Autoren der Leitlinie:*
*Diagnostik und Therapie des Morbus Mustermann unter:*

*www.leitlinie-mustermann.de/autoren/*

| Kriterium<br><br>**Angaben zur Beteiligung von Interessengruppen (Patientenbeteiligung)** | An der Erstellung einer evidenzbasierten Patienteninformation sollten unbedingt Patienten beteiligt werden. Sinnvoll sind die Erfassung der subjektiven Sichtweise der Betroffenen und die Definition von Schlüsselfragen aus Patientensicht. Nur so kann sichergestellt werden, dass die besonderen Bedürfnisse und Fragen der Patienten auch berücksichtigt werden. Dies stellt die Relevanz Ihrer Patienteninformation für die Betroffenen sicher.<br><br>Die Einbeziehung der Patienten kann auf unterschiedliche Weise erfolgen: durch schriftliche oder telefonische Einzelbefragungen, Befragungen im Rahmen in einer ⇨*Fokusgruppe* oder durch die Integration von Patientenvertretern in entsprechenden Arbeitsgruppensitzungen im Rahmen der Vorbereitung und Erstellung der Information.<br><br>Sinnvoll ist auch eine Überprüfung, wie verständlich und nützlich die erstellte Information für den Nutzer ist. Dazu eignen sich abschließende Redaktionssitzungen, aber auch Fragebögen, die mit der Information ausgeteilt werden (vergleiche hierzu unseren Fragebogen im Anhang). |

| Umsetzung in Printmedien | Mitwirkende Patienten können namentlich im Impressum der Publikation angeführt werden. Es kann aber auch zu Beginn der Publikation ein Hinweis darauf erfolgen, an welchen Teilen der Publikation Patienten mitgewirkt haben. |

| Umsetzung im Internet | Mitwirkende Patienten oder Patientenvertreter werden in Zusammenhang mit den Autoren angegeben. Bei auf verschiedene Seiten aufgeteilte Informationen müssen auf den Seiten (Bereichen), an denen Patienten mitgewirkt haben, entsprechende Angaben darüber, beziehungsweise eine Verlinkung auf die Autorenseite, vorhanden sein. |

Für Printmedien
und Internet gilt:

■ Geben Sie an, ob bei der Erstellung Ihrer Information neben fachlichen Experten auch Mitglieder von Selbsthilfegruppen, betroffene
Patienten außerhalb von Selbsthilfegruppen oder Angehörige von
Patienten der beschrieben Erkrankung mitwirken. Wenn das nicht
der Fall ist, geben Sie das bitte auch an.

■ Machen Sie deutlich, dass die Einbeziehung von Patienten keine
Interessenkonflikte insbesondere im Hinblick auf die Beeinflussung
der Selbsthilfe durch die Pharmaindustrie erzeugt. Eine gute Orien-
tierung sind hier die Selbstverpflichtung des Forum chronisch kranker und behinderter Menschen im PARITÄTISCHEN
(http://www.selbsthilfenetz.de/e11/e3217/e4590/Selbstverpflichtung-
april2003.pdf) und die Leitlinien der Deutschen Arbeitsgemeinschaft
Selbsthilfegruppen e.V. zur Zusammenarbeit mit Wirtschaftsunter-
nehmen (http://www.dag-
selbsthilfegruppen.de/site/data/DAGSHG_LeitlWirtsch22_6_04.pdf).

■ Achten Sie bei der Auswahl der Patientenvertreter, die an Ihrer Information mitarbeiten sollen, darauf dass diese in der Lage sind, ihre
eigenen gesundheitlichen Probleme zu abstrahieren und kollektive
Sichten und Erfahrungen einzubringen.

■ Verwenden Sie eindeutige Formulierungen wie: „An der Erstellung
dieser Informationen haben Vertreter der Selbsthilfegruppe xxx mitgewirkt". Legen Sie dar, in welcher Form die Patienten mitgewirkt
haben und evtl. auch, wie sich die Mitwirkung auf das Ergebnis aus-
gewirkt hat.

■ Wenn Ihre Information Patientenerfahrungen enthält, machen Sie
deutlich, ob diese unmittelbar von Patienten formuliert worden sind
oder von Experten als Patientenerfahrungen zitiert werden.

■ Geben Sie an, ob beteiligte Patienten/Verbraucher die Information
vor der Veröffentlichung gelesen haben und Gelegenheit dazu hat-
ten, ihre Sichtweisen einzubringen.

Beispiel

*An der Erstellung der Broschüre „Morbus Mustermann – Erkrankungs-
bild und Behandlung" haben Vertreter der Selbsthilfegruppe Morbus
Mustermann, Landesverband Deutschland mitgewirkt. Die Textpassa-
gen, die von Patienten eingebracht wurden, sind kenntlich gemacht.
Vor der Drucklegung wurde die Broschüre mit 50 Patienten getestet.*

| Aktualität und Gültigkeit | ■ Angabe des Datums der Erstellung der Information |
|---|---|
| | ■ Angabe des Datums der nächsten Überarbeitung der Information |

**Kriterium**

**Angabe des Datums der Erstellung der Information**

Im Idealfall sollen evidenzbasierte Patienteninformationen jeweils die aktuellsten Entwicklungen aus Wissenschaft und Praxis sowie die jüngsten Patientenerfahrungen beinhalten. Das Erstellungsdatum einer Information gibt einen Hinweis auf diese Aktualität.

Umsetzung in Printmedien

Fügen Sie in Ihrer Publikation (Broschüre, Patientenbuch) stets ein Erstellungsdatum an. Dies ist in der Regel das Datum der Veröffentlichung beziehungsweise Drucklegung.

Umsetzung im Internet

Bei Patienteninformationen im Internet ist oft nicht klar erkennbar, worauf genau sich ein angegebenes Datum bezieht (letzte Änderung des Erscheinungsbildes, Erstellung beziehungsweise Publikation der Information, letzte inhaltliche Änderungen etc.). Deshalb ist der Datumsangabe hinzuzufügen, ob es sich dabei um das Datum der Erstellung, der Veröffentlichung oder der letzten inhaltlichen Überarbeitung handelt.

Wenn Sie Ihre Informationen in einzelne Teile zerlegen und auf verschiedenen Seiten anbieten, muss das Erstellungsdatum der Information auf jeder dieser Seiten angeben werden beziehungsweise als sogenannter Systemlink verfügbar sein.

Beispiel

*Beispiel für einen Textbaustein:*

**Printmedien**
*Diese Broschüre wurde erstellt am tt.mm.jj*

**Internet**
*Datum der Erstellung: tt.mm.jj*
*Datum der letzten inhaltlichen Überarbeitung: tt.mm.jj*

*tt        = Tag*
*mm      = Monat*
*jj         = Jahr*

| Kriterium | Unerlässlich sind die regelmäßige Überprüfung und gegebenenfalls die Aktualisierung der Patienteninformation. Bei elektronischen Dokumenten |
|---|---|

**Angabe des Datums der nächsten Überarbeitung der Information**

Unerlässlich sind die regelmäßige Überprüfung und gegebenenfalls die Aktualisierung der Patienteninformation. Bei elektronischen Dokumenten ist dies in gewünschten Abständen möglich, bei gedruckter Information kann der zeitliche Rhythmus einer Neuauflage dem Entwicklungsstand des medizinischen Wissens nicht unbedingt folgen. Es gibt keine genauen Richtlinien für „Verfallsdaten" medizinischer Informationen. Das Erstellungsdatum allein liefert keinen Hinweis darauf, ob Ihre evidenzbasierte Patienteninformation noch auf dem neuesten Stand ist. Manche Informationen sind zwar auch nach 5 Jahren noch gültig, bei anderen sind Überarbeitungen aufgrund der Änderung von Datenlagen in kürzeren Zeitabständen erforderlich. Entsprechend den Regelungen der ⇨ **Arbeitsgemeinschaft der Wissenschaftlichen Medizinischen Fachgesellschaften (AWMF)** für ärztliche Leitlinien sollte daher auch bei Patienteninformationen unbedingt das Datum der nächsten geplanten Überarbeitung angegeben werden. Formulierungen wie: „Diese Information wird regelmäßig (beziehungsweise bei Vorliegen neuer Erkenntnisse) aktualisiert" sind nicht aussagekräftig genug, weil sie für den Leser nicht nachprüfbar sind.

Umsetzung in Printmedien

Fügen Sie in Ihrer Publikation stets einen Gültigkeitsvermerk an. Textbaustein: „Die nächste Überarbeitung dieser Information erfolgt xxxxxx."

Umsetzung im Internet

Geben Sie immer (bei fragmentierten Informationen auf jeder Unterseite) das Datum der nächsten geplanten Überarbeitung an.

Beispiel

*Beispiel für Textbausteine:*

**Printmedien**
*Eine Aktualisierung dieser Broschüre ist geplant für den tt.mm.jj*

**Internet**
*Datum der nächsten inhaltlichen Aktualisierung: tt.mm.jj*

*tt       = Tag*
*mm      = Monat*
*jj        = Jahr*

| Redaktionelle Unabhängigkeit / Transparenz | ■ Erklärung über mögliche Interessenkonflikte<br>■ Erklärung zur redaktionellen Unabhängigkeit<br>■ Angaben zur Transparenz der eigenen Arbeit |
| --- | --- |

Kriterium

**Erklärung über mögliche Interessenkonflikte**

Jeder Anbieter von Patienteninformationen verfolgt Interessen. Deshalb müssen mögliche Interessen dem Leser explizit transparent gemacht werden.

Interessenkonflikte können zur einseitigen Auswahl und Interpretation von Informationen beitragen. Diese Verzerrung kann ganz bewusst oder unbewusst erfolgen. Nutzer von evidenzbasierten Patienteninformationen müssen also über das Vorliegen von möglichen Interessenkonflikten informiert sein, damit sie die Möglichkeit haben, eine (bewusste oder unbewusste) Verzerrung von Informationen zu erkennen.

Quellen: [20;21][22][23][24][25]

Für Printmedien und Internet gilt:

■ Legen Sie die Finanzierung der Erstellung der Information und des Internetauftritts offen.

■ Geben Sie eine Erklärung darüber ab, ob die finanzierende Stelle Einfluss auf die inhaltliche Gestaltung genommen hat.

■ Erklären Sie, ob durch die Publikation oder ihre Inhalte Ihnen persönliche Vorteile (geldwerte oder sonstige) entstehen.

■ Achten Sie darauf, keine Angst machenden Formulierungen oder Sensationsberichte zu verwenden, die die Leser in eine bestimmte Richtung drängen. Dies ist insbesondere dann wichtig, wenn Sie nicht alle derzeit bekannten Maßnahmen beschreiben. Hierin könnte vom Patienten eine besondere Interessenlage Ihrerseits (zum Beispiel ein bestimmtes Produkt oder Verfahren „an den Mann zu bringen") gesehen werden.

Beispiel

*Textbaustein:*

*Die Finanzierung der Patienteninformation wurde übernommen von xyz Pharma GmbH. Die Autoren erklären ausdrücklich, dass die finanzierende Stelle keinen Einfluss auf die Inhalte der Patienteninformation genommen hat.*

| Kriterium<br><br>**Erklärung zur redaktionellen Unabhängigkeit** | Evidenzbasierte Patienteninformationen sollten Sie immer so objektiv wie möglich verfassen. Ihre eigenen persönlichen Sichtweisen und Wertungen (ausgenommen Ihre Erfahrungen) oder gar politische Anliegen haben darin keinen Platz. |
|---|---|

| Für Printmedien und Internet gilt: | Idealerweise sollte eine Patienteninformation vor ihrer Veröffentlichung von einem Experten des betreffenden Fachgebietes, oder einer Expertengruppe und einer Gruppe von betroffenen Patienten unabhängig geprüft werden. Dies sollte dann auch in der Information vermerkt werden. Dem Leser bietet das zwar keine Garantie für eine redaktionelle Unabhängigkeit, aber einen wichtigen Hinweis darauf, dass Sie objektiv gearbeitet haben. |
|---|---|

| Beispiel | *Die Information „Morbus Mustermann – Erkrankungsbild und Behandlung" wurde von den nachfolgenden Personen vor Veröffentlichung geprüft:*<br>*xxx, yyy, Expertenkreis Morbus Mustermann*<br>*zzz, Mitglied der Selbsthilfe Morbus Mustermann* |
|---|---|

| Kriterium<br><br>**Angaben zur Transparenz der eigenen Arbeit** | Weisen Sie darauf hin, dass Sie bei der Erstellung Ihrer evidenzbasierten Patienteninformation Wert auf die Qualität gelegt haben und dies auch zum Ausdruck bringen. |
|---|---|

| Umsetzung im Internet | Melden Sie Ihre Internetseiten zur Qualitätsbewertung durch Dritte an. Die bekannteste Stelle hierfür ist die ⇨ **Health on the Net Foundation (HON,** www.hon.ch**)**, deren Qualitätslogo weltweit auf vielen medizinischen Internetseiten zu finden ist. Einrichtungen in Deutschland, die entsprechende Prüfungen von Internetseiten vornehmen sind das ⇨ **Aktionsforum Gesundheitsinformationssysteme (AFGIS,** www.afgis.de**)** und das ⇨ **Ärztliche Zentrum für Qualität in der Medizin (ÄZQ,** www.patienten-information.de**)**. Ein Patientenportal, das alle diese erfolgten Prüfungen anzeigt ist http://www.medinfo.de. |
|---|---|

| Für Printmedien und Internet gilt: | Wenn Sie sich an Qualitätskriterien orientiert haben, dann geben Sie das auch ausdrücklich an (zum Beispiel in der Einleitung Ihrer Information). |
|---|---|

| Beispiel | *Textbaustein (Einleitung, Broschüre):*<br>*Bei der Erstellung dieser Information haben wir uns nach den ⇨ **Discern-Kriterien** gerichtet.*<br><br>*Beispiel für den Nachweis einer Qualitätsprüfung durch HON einer Internetseite:* |
|---|---|

| ✉ 🖨 ③ | Zuletzt geändert: 01.06.2005 12h54 | nach oben | webmasterlogin |
|---|---|---|---|

Diese Website wurde von der Health On the Net Foundation akkreditiert.
Wir respektieren den HONcode Standard. Zur Überprüfung klicken Sie bitte auf das HON-Logo.

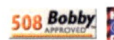  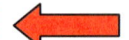

| Klarheit und Gestaltung | ■ Inhaltliche Klarheit |
|---|---|
| | ■ Optische Gestaltung |

Kriterium

**Inhaltliche Klarheit**

Patienteninformationen müssen verständlich, didaktisch gut, übersichtlich und den Bedürfnissen der Zielgruppe entsprechend sein. Die aus wissenschaftlicher Sicht beste Patienteninformation nützt nichts, wenn Patienten ihre Inhalte nicht verstehen oder beim Lesen verzweifeln, wenn diese zu unübersichtlich oder zu lang ist.

Für Printmedien und Internet gilt:

Das wichtigste Merkmal der Klarheit von Informationen ist die Verständlichkeit.

Zur Verständlichkeit gehören [27]:

Einfachheit
(bezogen auf Wortwahl und Satzbau)
Hierzu zählen einfache Darstellungen; kurze, einfache Sätze; geläufige Wörter; die Erklärung von Fachbegriffen (zum Beispiel durch ein Glossar) und eine Ergänzung durch anschauliche Beispiele.

Gliederung / Ordnung
(bezogen auf die innere Ordnung und äußere Gliederung eines Textes)
Der Text ist gegliedert, folgerichtig und übersichtlich, Wesentliches wird von Unwesentlichem unterschieden, der „rote Faden" bleibt immer zu erkennen.

Kürze / Prägnanz
(Steht die Länge des Textes in einem angemessenen Verhältnis zum Informationsziel?)
Der Text beschränkt sich auf das Wesentliche, jedes Wort ist notwendig, kein Satz ist nur ein „Füllsel". Bitte beachten Sie jedoch, dass extrem knappe Texte das Verständnis auch erschweren können. Das Optimum liegt hier eher in der Mitte zwischen knapp und weitschweifig.

Anregende Zusätze
(Kann der Autor/ die Autoren beim Leser Anteilnahme, Lust am Lesen oder Zuhören erreichen?)
Unter anregenden Zusätzen versteht man Ausrufe, wörtliche Rede, rhetorische Fragen zum Mitdenken, direktes Ansprechen des Lesers, witzige Formulierungen oder das Einbetten der Information in eine Geschichte.

Kriterium

**Optische Gestaltung**

Die optische Gestaltung Ihrer Patienteninformation hat großen Einfluss darauf, ob die Inhalte bei Ihren Lesern ankommen. Sie bezieht sich sowohl auf die Umschlagseiten der Publikation als auch auf die Gestaltung des Inhaltes.

 Umsetzung im Internet

■ Bieten Sie eine übersichtliche und einfach zu bedienende Navigation an.

■ Wenn Sie Ihre Information in einzelne HTML-Seiten aufteilen, dann sorgen Sie dafür, dass man von jeder Seite aus das Inhaltsverzeichnis und Angaben zu Autoren, Aktualität, Quellen, Impressum und Startseite erreichen kann.

 Umsetzung in Printmedien

### Deckblatt und Rückseite

■ Deckblatt der Broschüre: Verwenden Sie einen „griffigen" Titel. Zeigen Sie auf Deckblatt oder Rückseite das Logo Ihrer Einrichtung.
■ Auf Deckblatt oder Rückseite Ihrer Broschüre sollten Sie Logos von beteiligten Autoren zeigen, die Adresse Ihrer Institution (inklusive Adresse Ihres Internetauftritts - falls vorhanden) angeben, das Datum der Veröffentlichung und eine Copyrightnotiz von Ihnen präsentieren.

Für Printmedien und Internet gilt:

Es gibt bezüglich der Gestaltung von Patienteninformationen einige Erfahrungswerte [28;29].

### Schrift und Farben

■ Benutzen Sie eine Schriftgröße von 12 oder besser 14 Punkten. Sind die Informationen nur für ältere Personen gedacht, dann wählen Sie eine noch größere Schrift
■ Verwenden Sie eine serifenfreie Schrift (das heißt ohne Abschlussstriche an Kopf und Fuß der Buchstaben - zum Beispiel ARIAL.) Diese ist leichter lesbar als verschnörkelte Schrift (zum Beispiel Times)
■ Ein heller Hintergrund und eine dunkle Schrift bilden einen guten Kontrast, achten Sie bei der Verwendung von Farben immer auf einen ausreichenden Kontrast (Denken Sie daran, es gibt Menschen die an einer Rot-Grün-Schwäche leiden)
■ Nutzen Sie einen sehr dunklen Hintergrund mit heller Schrift nur für Überschriften, nicht für lange Texte.
■ Das Verwenden von nur 2 Farben hält bei Printmedien Ihre Kosten in vertretbaren Höhen
■ Arbeiten Sie nicht mit Hintergrundbildern, vor denen Texte stehen.

### Format / Erscheinungsbild

■ Schreiben sie nur linksbündig
■ Lassen Sie zwischen den einzelnen Absätzen genügend Platz
■ Heben Sie Überschriften klar hervor
■ Arbeiten Sie mit einem Grafiker zusammen. Bilder helfen den Text besser zu erfassen. Manchmal sind auch Cartoons hilfreich. Sie lockern nicht nur auf, sondern bringen auch Lesespaß.

## Qualitätskriterien bezogen auf die Themenblöcke Evidenzbasierter Patienteninformationen

| Einleitung | ■ Nennung der Ziele der Information<br>■ Definition der Zielgruppen der Information |
|---|---|

 **Kriterium**

**Nennung der Ziele der Information**

Machen Sie sich klar, was Sie mit der zu erstellenden Information genau erreichen wollen. Was soll der Patient Ihrer Meinung nach wissen, wenn er Ihre Information gelesen hat?

 Umsetzung in Printmedien

Beschreiben Sie die Ziele Ihrer Information gleich in der Einleitung.

 Umsetzung im Internet

Bei einer für das Internet aufbereiteten Information müssen die Ziele auf der Startseite der Information platziert sein. Für den Fall, dass die Information auf mehreren (unterschiedlichen) Internetseiten angeboten wird, müssen die Ziele zumindest als Link von jeder einzelnen Seite aus verfügbar sein.

Für Printmedien und Internet gilt:

Beschreiben Sie, orientiert an den Zielen, für welche Fragen genau die Information verfasst wurde (zum Beispiel: Geht es um die Erklärung mehrerer oder nur einer Untersuchungs- oder Behandlungsmethoden?)

■ Stellen Sie der Information ein Inhaltsverzeichnis voran.
■ Machen Sie deutlich, welche Themengebiete behandelt werden und welche nicht
■ Formulieren Sie so, dass die Ziele auch erkannt werden. Verwenden Sie die Formulierung „Ziel dieser Information ist..." entweder im einleitenden Text oder in einer Überschrift.
■ Stellen Sie auch heraus, welche Ziele ihre Publikation nicht erreichen kann (zum Beispiel Erläuterung einer operativen Therapie, wenn die Publikation eine konservative Therapie erklärt).
■ Wichtig: Fügen Sie schon bei der Beschreibung der Ziele Ihrer Information immer den Satz hinzu, dass eine Information das Gespräch zwischen Arzt und Patient nur unterstützen, niemals aber ersetzen kann.

 Beispiel

*Ziel dieser Broschüre ist es, alle derzeit bekannten Behandlungsmöglichkeiten des „Morbus Mustermann" bei Erwachsenen darzustellen. Die Autoren stützten sich dabei auf wissenschaftliche Belege für die Wirksamkeit der verschiedenen Behandlungsformen und stellen Erfahrungen von betroffenen Patienten dar. Die Erkrankung „Morbus Mustermann" tritt gelegentlich auch bei Kindern auf. Wie die Behandlung in diesem Fall aussieht, wird in einer separaten Broschüre beschrieben (siehe Inhaltsverzeichnis der weiterführenden Literatur). Bitte beachten Sie, dass Patienteninformationen das Gespräch mit Ihrem Arzt immer nur unterstützen, aber niemals ersetzen können.*

Kriterium

**Definition der
Zielgruppen der
Information**

Bereits in der Einleitung der Patienteninformation (bei einer Broschüre) oder auf der Startseite (bei einer Information im Internet) muss so exakt wie möglich beschrieben sein, an welche Zielgruppe sich diese richtet (zum Beispiel: „Erwachsene Patienten, die an Morbus Mustermann leiden"). Nutzer der Informationen müssen auf den ersten Blick die Relevanz der Information für die eigenen Bedürfnisse abschätzen können.

 Umsetzung in
Printmedien

In einer evidenzbasierten Patienteninformation gehören die Angaben zur Zielgruppe gleich an den Anfang.

 Umsetzung im
Internet

Bei einer für das Internet aufbereiteten Information müssen die Zielgruppen, an die sich die Information richtet, auf der Startseite platziert sein. Für den Fall, dass die Information auf mehreren (unterschiedlichen) Internetseiten angeboten wird, müssen die Zielgruppen zumindest als Link von jeder einzelnen Seite anklickbar sein.

Für Printmedien
und Internet gilt:

Verwenden Sie exakte Formulierungen wie „Diese Information richtet sich an Patienten, die an xxx leiden" oder „Diese Information richtet sich an Patienten mit yyy und ihre Angehörigen". Erläutern Sie auch, welche Patientengruppen, besonders bei ähnlichen Erkrankungen, nicht angesprochen werden (zum Beispiel ... richtet sich an Erwachsene, nicht aber an Kinder, die an zzz leiden...)

 Beispiel

*Morbus Mustermann – Erkrankungsbild und Behandlungsinformationen für betroffene Erwachsene und deren Angehörige*

*Diese Information enthält keine Angaben zu Morbus Mustermann im Kindesalter.*

| Beschreibung der Erkrankung | ■ Beschreibung des natürlichen Krankheitsverlaufs<br>■ Erklärung, was passiert, wenn die Erkrankung unbehandelt bleibt |
| --- | --- |

**Kriterium**

**Beschreibung des natürlichen Krankheitsverlaufs**

Patienten müssen wissen, welches der natürliche Verlauf der Erkrankung ist, das heißt wie die Erkrankung hervorgerufen wird und wie sie ohne Behandlung verlaufen würde. Hierdurch wird auch deutlich, in welchem Maße eine Behandlung für Patienten nützlich ist und erleichtert die Entscheidung für oder gegen eine Behandlung.

Für Printmedien und Internet gilt:

■ Nennen Sie die Auslöser der Erkrankung
■ Machen Sie Angaben darüber, wie viele Menschen von der Erkrankung betroffen sind
■ Beschreiben Sie Ursachen, Formen und Schweregrade der Erkrankung
■ Beschreiben Sie die Auswirkungen der Erkrankung auf die Lebensqualität

**Kriterium**

**Erklärung, was passiert, wenn die Erkrankung unbehandelt bleibt**

Für Patienten ist es wichtig zu wissen, was passiert, wenn die Erkrankung unbehandelt bleibt. Ein Patient muss nicht nur abwägen, für welche in Frage kommenden Behandlungen er sich entscheidet, sondern auch, ob er sich überhaupt für eine Behandlung entscheidet.

Für Printmedien und Internet gilt:

Geben Sie genau an, welche Folgen es hat, wenn die Behandlung unbehandelt bleibt. Wenn das nicht bekannt ist, dann weisen Sie darauf hin.

Beispiel

*Beispiel 1*
*Obwohl Ihnen Ihre Beschwerden einige Unannehmlichkeiten bereiten könnten und Sie über Methoden der Schmerzkontrolle nachdenken sollten, wird sich die Erkrankung selbst wahrscheinlich nicht verschlimmern. Sie werden keine Nachteile durch eine Nicht-Behandlung haben.*

*Beispiel 2*
*Es handelt sich um eine schnell fortschreitende, lebensbedrohliche Erkrankung. Die Behandlung sollte nicht hinausgezögert werden. Eine Verzögerung könnte zu einer längerfristigen Schädigung Ihres Herzens führen.*

| Beschreibung notwendiger Untersuchungen und Behandlungsmöglichkeiten | ■ Angaben zu verwendeten (Evidenz)quellen<br>■ Angaben zur Wirkungsweise<br>■ Angaben zu Nutzen und Risiken<br>■ Angaben zu möglichen Alternativen<br>■ Angaben zur Auswirkung der Behandlung auf das tägliche Leben<br>■ Aussagen zu möglichen Unsicherheiten |
| --- | --- |

Kriterium

**Angaben zu verwendeten (Evidenz)quellen**

Geben Sie an, auf welche Quellen sich Ihre Information stützt! Die Transparenz der Evidenz, die Sie Ihrer Information zu Grunde legen, gehört zu den wichtigsten Qualitätsaspekten.

Die Quellenangabe ist erforderlich, um den wissenschaftlichen Nachweis der Wirksamkeit beschriebener Verfahren / Methoden zu erbringen beziehungsweise eigene Aussagen zu untermauern.

Ihr Ziel sollte immer sein, evidenzbasierte, das heißt auf der Basis des zum Zeitpunkt der Informationserstellung best verfügbaren Wissens gründende Informationen zu erstellen. Das stellt bei der Suche nach Informationsquellen, die auch als Suche nach der Evidenz bezeichnet wird, besondere Anforderungen [12] [2].

Für Printmedien und Internet gilt:

■ Der erste Schritt bei der Suche nach Evidenz ist die klare Formulierung der Fragen, die für Ihre Patienteninformation von besonderem Interesse sind.
■ Grenzen Sie diese Fragen so sinnvoll wie möglich ein. Bedenken Sie dabei, welche Informationen für die betroffen Patienten wichtig sind und für welche Zielgruppe die Patienteninformation gedacht ist (Kinder, Erwachsene). Achten Sie auch darauf, ob bei diesem Krankheitsbild Unterschiede des Geschlechts oder der ethnischen Herkunft eine Rolle spielen können.
■ Dann können Sie damit beginnen, die vorliegenden wissenschaftlichen Publikationen / Studien etc. zu recherchieren und die vorhandene Evidenz zusammenzustellen. Sollten Sie Hilfe benötigen, können Sie sich an medizinische Bibliothekare wenden. Eine Übersicht über die medizinischen Bibliotheken in Deutschland finden Sie auf der Homepage der Arbeitsgemeinschaft der medizinischen Bibliothekare unter http://www.agmb.de.

**Suche nach der Evidenz**

Beispiele für Fragen, die der Suche nach Evidenz zugrunde liegen sind:
■ Für welche Zielgruppe und für welche Interventionen suche ich wissenschaftliche Belege?
■ Welches Endergebnis sollten diese Untersuchungen beinhalten? - Also zum Beispiel „Wie wirksam sind Biphosphonate in der Behandlung von Brustkrebs bei Frauen im Hinblick auf Metastasenbildung in den Knochen?" oder „Wie wirksam ist Vitamin C für die Vorbeugung und Behandlung von Erkältungen der gesamten Bevölkerung?"

Die medizinische Evidenz, das heißt die gesicherten Kenntnisse aus Wissenschaft und Praxis über einen medizinischen Sachverhalt, muss in verschiedenen Quellen recherchiert werden.

Wenn für die von Ihnen für Ihre Patienteninformation untersuchte und bearbeitete Fragestellung Daten der ⇨ *Evidenzstufe* 1 vorhanden sind, ist das natürlich ideal. Dies bedeutet, dass für diese Fragestellungen ⇨ *systematische Übersichtsarbeiten* oder ⇨ *randomisierte, klinische Studien* zur Verfügung stehen.

Sie könnten dann Ihre Aussagen mit der höchsten Evidenzstufe belegen. Leider gibt es bei weitem nicht zu allen Fragestellungen wissenschaftliche Nachweise, die die höchste Evidenzstufe haben. In diesem Fall müssen Sie sich auf vorhandene Nachweise anderer Evidenzstufen beziehen.

Grundlage für das Stufenmodell zur Einteilung der Evidenz ist die Einteilung des Centre for Evidence-based Medicine in Oxford [http://www.cebm.net/levels_of_evidence.asp].

| Evidenzstufe | Auf der Grundlage von |
| --- | --- |
| Stufe 1 | Systematische Übersichtsarbeit auf der Grundlage von kontrollierten, randomisierten Studien |
| Stufe 2 | Systematische Übersichtsarbeit auf der Basis von ⇨ *Kohortenstudien* |
| Stufe 3 | Kohorten- oder ⇨ *Fallkontrollstudien* |
| Stufe 4 | ⇨ *Fallserien* |
| Stufe 5 | Expertenmeinung oder ⇨ *Expertenkonsens* |

Gibt es für das Thema, das Sie bearbeiten, keine solide Evidenzbasis, stellen Sie die vorhandenen Fakten dennoch dar, verweisen sie aber auf die schwache Basis an gesichertem Wissen. Notieren Sie die verwendeten Quellen, um sie in der Patienteninformation zu dokumentieren. So wird das Produkt transparent. Das heißt der Nutzer kann die zugrunde liegenden Quellen gegebenenfalls einsehen und nachprüfen.

**Patientenerfahrung – Eine wichtige Ergänzung der Evidenz**
Neben der wissenschaftlichen Evidenz sind die Erfahrungen und Kenntnisse der Betroffenen, ihrer Angehörigen und Betreuer über die Erkrankung und den Umgang mit dem Leiden von großer Bedeutung. Sie zeigen, was Patienten, Angehörige und Betreuer als wichtig erachten und welche Informationen sie über Krankheit, Verlauf und Behandlung wünschen.

**Recherche von Evidenz – Welche Quellen kommen in Frage?**
Für Ihre Recherchen können Sie die folgenden Quellen verwenden:
- Datenbanken
- Quellen aufbereiteter Evidenz
- Ärztliche Leitlinien
- Patientenleitlinien
- Patientenerfahrungen
- Recherche im Internet

Nachfolgend sollen zu diesen Quellen Beispiele angeführt werden:

*Datenbanken*
- Datenbanken, die medizinische Artikel auflisten wie zum Beispiel Medline http://www.ncbi.nlm.nih.gov (auch über http://www.dimdi.de/)
- http://medlineplus.nlm.nih.gov/medlineplus ist ein Angebot der National Library of Medicine, das sich an Patienten und Verbraucher richtet. Auf den Seiten der nach eigener Auskunft "goldmine of good health information from the world's largest medical library" sind Informationen zu mehr als 700 unterschiedlichen Gesundheitsthemen verfügbar.
- Die Patientenversionen in PDQ® Datenbank des National Cancer Institute http://www.cancer.gov beschreiben patientenverständlich die Behandlungsmethoden für viele verschiedene Tumorerkrankungen.

### Quellen aufbereiteter Evidenz

- Systematischen Übersichtsarbeiten der ⇨ **Cochrane Reviews** in der ⇨ **Cochrane Library** unter: http://www.thecochranelibrary.com. Die Cochrane Library ist allerdings kostenpflichtig. Zusammenfassungen der Cochrane Reviews sind kostenfrei und können unter der Adresse http://www.cochrane.de/de/browse.htm gelesen werden.
- Das Institut für Qualität und Wirtschaftlichkeit im Gesundheitswesen bietet unter der Adresse http://www.gesundheitsinformation.de den Zugang zu laienverständlichen evidenzbasierten Patienteninformationen.
- Das in der Schweiz ansässige Horten Zentrum für praxisorientierte Forschung und Wissenstransfer veröffentlicht unter http://www.evimed.ch derzeit bereits 140 Zusammenfassungen klinischer Studien zu verschiedenen Fachgebieten.
- Die Stiftung Warentest bietet viele Informationen auch für Patienten, so zum Beispiel das Handbuch Medikamente der Stiftung Warentest (2004) http://www.stiftung-warentest.de.
- Eine weitere Evidenzquelle ist die Trip-Database unter http://www.tripdatabase.com. Sie ist ebenfalls kostenpflichtig, aber 3 Suchen pro Woche sind kostenfrei. Angezeigt werden neben Leitlinien, Reviews, medizinischem Bildmaterial u.v.m. auch zum gesuchten Thema vorhandene Patienteninformationen.

### Ärztliche Leitlinien

- ⇨ **Leitlinien** der Arbeitsgemeinschaft der Wissenschaftlichen Medizinischen Fachgesellschaften http://www.uni-duesseldorf.de/AWMF/ll/ll_list.htm.
- Unter der Adresse http://www.akdae.de/35/index.html können die Therapieempfehlungen der Arzneimittelkommission der deutschen Ärzteschaft abgerufen werden.
- Programm für Nationale Versorgungs-Leitlinien unter Trägerschaft der Bundesärztekammer, der Arbeitsgemeinschaft der Wissenschaftlichen Medizinischen Fachgesellschaften und der Kassenärztlichen Bundesvereinigung, angesiedelt beim Ärztlichen Zentrum für Qualität in der Medizin http://www.versorgungsleitlinien.de.
- Eine Übersicht über Nationale und Internationale Leitlinien sowie zur Qualitätsbewertung medizinischer Leitlinien (dem so genannten Clearingverfahren) bietet http://www.leitlinien.de des Ärztlichen Zentrums für Qualität in der Medizin.
- Evidenzbasierte Leitlinien des Wissensnetzwerk Evidence.de der Universität Witten-Herdecke http://www.evidence.de/Leitlinien/leitlinien-intern/index.html
- Zugang zu evidenzbasierten Leitlinien aus aller Welt bietet die Leitlinien-Datenbank des Guidelines International Network (G-I-N) http://www.g-i-n.net/.

### Patientenleitlinien

- Patientenleitlinien auf der Basis Nationaler Versorguns-Leitlinien sind unter der Adresse: http://www.versorgungsleitlinien.de/patienten verfügbar.
- Patientenfreundlich formulierte Medizinische Leitlinien wie zum Beispiel die der Universität Witten-Herdecke http://www.patientenleitlinien.de.
- Patienteninformationsseiten der Universität Hamburg http://www.patienteninformation.de.
- Linksammlung qualitätsgeprüfter Informationen des Ärztlichen Zentrums für Qualität in der Medizin http://www.patienten-information.de.

### Patientenerfahrungen

In der Database of Patient Experiences http://www.dipex.org berichten Patienten im Interview und Text über ihre Erfahrungen mit der Erkrankung und deren Behandlung.

### Suche im Internet

◼ Die am weitesten verbreitete Suchstrategie ist die Verwendung von Suchmaschinen. Es gibt mittlerweile hunderte von Suchmaschinen. Google http://www.google.de ist die bekannteste und meisten verwendete Suchmaschine.

◼ Die Adresse http://www.scholar.google.com ist ein Serviceangebot der Suchmaschine Google. Es ermöglicht die Suche nach wissenschaftlicher Literatur.

◼ Metasuchmaschinen suchen in vielen verschiedenen Suchmaschinen gleichzeitig. Ein Beispiel ist die Metasuchmaschine http://www.metager.de.

◼ Themenorientierte Suchmaschine der Health on the Net Foundation zu geprüften medizinischen Angeboten: http://www.hon.ch/HONcode/Hunt

 Beispiel

◼ *Es reicht nicht aus, lediglich darauf hinzuweisen, dass sich Ihre evidenzbasierte Patienteninformation auf wissenschaftliche Quellen stützt.*

◼ *Geben Sie deshalb (im Vorwort) kurz an, wie und wo Sie die verwendeten Quellen recherchiert haben.*
*Beispiel für Ergänzung im Vorwort:*
*Bei der Erstellung der Information haben wir im Zeitraum von tt.mm.jj bis tt.mm.jj in den Datenbanken Medline und Cochrane Library recherchiert und alle dort angeführten relevanten Artikel berücksichtigt. Der Grad der Evidenz der einzelnen Quellen ist vermerkt.*

◼ *Geben Sie die Quellen mit Textbezug an.*

◼ *Wenn Sie eigene Evidenzrecherchen gemacht haben, dann vermerken Sie hinter jeder Quelle den Grad der Evidenz (Evidenzlevel) zum Zeitpunkt der Informationserstellung.*

| Kriterium<br><br>**Angaben zur Wirkungsweise** | Ihre Patienteninformation sollte Informationen darüber enthalten, wie ein Behandlungsverfahren auf den Körper wirkt und in welcher Weise es die Erkrankung oder Krankheitszeichen (Symptome) „behandelt" oder beeinflusst. Die vollständige Darstellung der möglichen Behandlungsoptionen sowie ihrer Wirkungsweisen ist von besonderer Bedeutung. Sie soll die Patienten befähigen, die für sie beste Behandlung zu wählen [13]. |

Für Printmedien
und Internet gilt:

- Beschreiben Sie für jedes der von Ihnen dargestellten Verfahren die Wirkungsweise.
- Machen Sie Aussagen zu Art, Umfang und Durchführung der Behandlung

Beispiel

*Beispiel 1:*

*Das Behandlungsverfahren xxx wird Ihren Zustand stabilisieren. Über einen Zeitraum von drei Wochen erhalten Sie täglich eine Injektion (Spritze). Das so verabreichte Medikament zirkuliert im Gefäßsystem und verhindert, dass sich das Virus vermehrt und ausbreitet.*

*Beispiel 2:*

*Aspirin ist ein schmerzlinderndes Medikament. Der in Aspirin enthaltene Wirkstoff Acetylsalycilsäure bewirkt, dass die Schmerzrezeptoren im menschlichen Körper weniger erregbar sind. [14].*

| Kriterium | Beschreiben Sie für jedes der in Ihrer Patienteninformation dargestellten Untersuchungs-, Behandlungs- und anderer Verfahren den Nutzen und eventuell auftretende Risiken. Der ⇨ **Nutzen** und die ⇨ **Risiken** einer Maßnahme zählen zu den wichtigsten Kriterien einer Entscheidung. Der Nutzen beschreibt das Eintreten eines erwünschten ⇨ **Effektes**, die Risiken das Eintreten eines unerwünschten Effektes. |
| **Angaben zu Nutzen und Risiken** | |

Für Printmedien und Internet gilt:

Klären Sie in Ihrer Information die Patienten nicht nur über den Nutzen einer Behandlung auf, sondern auch darüber, mit welchen Komplikationen und möglichen vermeidbaren und unvermeidbaren Folgeschäden sie rechnen müssen.

Der Nutzen sollte so konkret wie möglich beschrieben werden und sich in seiner Darstellung daran orientieren, was Patienten als Nutzen empfinden. Eine Darstellungsform für den Nutzen sind statistische Maßzahlen. Sie müssen laienverständlich dargestellt werden. Eine grafische Umsetzung der ⇨ **Wahrscheinlichkeiten** zum Beispiel durch Diagramme oder Bilder hilft vielen Patienten.

Folgendes sollte berücksichtigt werden:

- Erwünschte (wie auch unerwünschte) Effekte einer medizinischen Intervention treten nicht bei jedem Patienten auf. Nicht jede Behandlung bewirkt bei jedem Patienten den erwünschten Effekt. Die Senkung des Bluthochdrucks nach evidenzbasierten Leitlinien senkt zwar die Wahrscheinlichkeit für Herzinfarkt und Schlaganfall. Trotz Behandlung des Bluthochdrucks können jedoch Patienten Herzinfarkte und Schlaganfälle erleiden. Für den individuellen Patienten lässt sich das Ergebnis einer Behandlung in aller Regel nur in Form einer Wahrscheinlichkeit vorhersagen. Eine „Ja-Nein-Vorhersage" bezüglich des Eintretens der erwünschten Effekte ist nicht möglich, weil die Patientenmerkmale nicht bekannt sind, die diese Vorhersage ermöglichen.

- Der Nutzen, den Sie für die von Ihnen vorgestellten Behandlungsmöglichkeiten beschreiben, sollte sich auf Lebensdauer und/oder Lebensqualität beziehen, also auf Parameter, die für den Patienten bedeutsam sind. Surrogatparameter, wie zum Beispiel Senkung des Blutfettspiegels, reichen nicht aus.

- Der Nutzen und mögliche Risiken sollte in einer Form angegeben werden, die den Patienten eine realistische Einschätzung der Wirksamkeit der zur Diskussion stehenden Maßnahme ermöglicht. Am leichtesten verständlich ist die Darstellung mittels absoluter Zahlen. In Verbindung mit Nutzen und Risiken einer Behandlung ist die ⇨ **number needed to treat** von großer Bedeutung. Sie bezeichnet die Zahl der Patienten, die über einen bestimmten Zeitraum behandelt werden müssen, um ein zusätzliches unerwünschtes Ereignis zu vermeiden. Die NNT lässt sich berechnen als Reziprokwert der ⇨ **absoluten Risikoreduktion**: NNT = 1 / ARR.

- Manchmal wird zur Darstellung von Risiken eine weitere statistische Größe, die ⇨ **relative Risikoreduktion versendet**. Sie ist jedoch für medizinische Laien sehr schwer zu interpretieren. Sie sollten diese Größe daher bei Ihren Darstellungen nicht verwenden.

- Die Ausführungen zur Darstellung des Nutzens gelten auch für die möglichen Schäden (Risiken).

**Beispiel**

*Für die Darstellung von Erkrankungshäufigkeiten:*
*Verwenden Sie absolute Zahlen wie zum Beispiel: Jährlich erkranken fünf von 10.000 Personen. Vermeiden Sie Prozentangaben, diese werden häufig missverstanden, insbesondere wenn die Bezugsgrößen zu diesen Angaben fehlen.*

*Für die Darstellung von Nutzen und Risiken:*
*Stellen Sie Nutzen und Risiken verständlich dar.*
*Vermeiden Sie Aussagen wie: „Jeder zehnte erkrankt im Verlauf seines Lebens an dieser Erkrankung", das führt zu einer Überschätzung des Risikos, da das Risiko für die meisten Erkrankungen in verschiedenen Lebensaltern unterschiedlich ist.*

*Die unterschiedliche Art der Darstellung von Wahrscheinlichkeiten ("⇨ framing") hat starke Auswirkungen auf die Risikowahrnehmung und auf Entscheidungen der Patienten [15].*

*Am Beispiel der ⇨ Angioplastie (=PTCA, Gefäßaufdehnung) zur Beschwerdelinderung bei Patienten mit anhaltender ⇨ Angina pectoris konnte gezeigt werden, dass Patienten bei positiver Darstellung des Risikos ("99% der Patienten haben keine Komplikationen") sich häufiger für den Eingriff entschieden als bei negativer Formulierung ("Komplikationen treten bei einem von 100 Patienten auf") [16]. Daher sollten Effekte stets in unterschiedlichen Formen angeboten werden.*

*Weitere Beispiele finden Sie unter: [17]*

 **Kriterium**

**Angaben zu möglichen Alternativen**

Eine objektive Entscheidungsunterstützung ist nur dann möglich, wenn Patienten alle derzeit möglichen Behandlungs- und Untersuchungsalternativen kennen. Dies beinhaltet sowohl Behandlungsformen, deren Wirksamkeit wissenschaftlich nachgewiesen wurde als auch solche, für die noch kein Wirksamkeitsnachweis vorliegt.

Bitte beachten Sie, dass der Begriff Behandlungsalternative oft mit „alternativen Heilmethoden" verwechselt wird. Alternative (gemeint sind: nicht schulmedizinische) Heilmethoden gehören ebenfalls zu Behandlungsalternativen und sollten aufgenommen werden, wenn entsprechende Nachweise ihrer Wirksamkeit vorliegen. Liegen diese Nachweise nicht vor, sollten Sie das vermerken.

**Für Printmedien und Internet gilt:**

■ Geben Sie an, ob sie alle derzeit bekannten Optionen zu den von Ihnen beschriebenen Verfahren in Ihrer Publikation angeführt haben. Geben Sie zu den einzelnen Behandlungsmöglichkeiten an, ob wissenschaftliche Belege für Ihre Wirksamkeit vorliegen oder nicht.

■ Wenn Sie sich bewusst für die Darstellung ausgewählter Alternativen entscheiden, vermerken Sie das und weisen Sie darauf hin, dass es weitere Möglichkeiten gibt, damit der Patient sich an anderer Stelle weiter informieren kann.

■ Wenn Sie nicht genau wissen, ob es weitere Behandlungsmöglichkeiten gibt, dann vermerken Sie das auch ausdrücklich.

 **Beispiel**

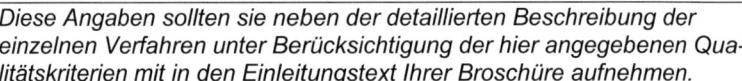

*Diese Angaben sollten sie neben der detaillierten Beschreibung der einzelnen Verfahren unter Berücksichtigung der hier angegebenen Qualitätskriterien mit in den Einleitungstext Ihrer Broschüre aufnehmen.*

*Beispiel 1*
*Die vorliegende Patienteninformation beschreibt alle derzeit zur Anwen-*
*dung kommenden Behandlungsverfahren einschließlich deren Nutzen,*
*Nebenwirkungen und Auswirkungen auf die Lebensqualität. Es wurden*
*neben schulmedizinischen Verfahren auch ⇨* **komplementärmedizini-**
**sche Verfahren** *beschrieben.*

*Beispiel 2*
*Die vorliegende Patienteninformation beschreibt das Behandlungsver-*
*fahren x bei der Erkrankung y. Es gibt darüber hinaus weitere Möglich-*
*keiten, diese Erkrankung zu behandeln, auf die wir nicht eingehen. Im*
*Abschnitt weiterführende Quellen finden Sie Hinweise auf andere Be-*
*handlungsverfahren.*

Kriterium

**Angaben zur**
**Auswirkung der**
**Behandlung auf**
**das tägliche**
**Leben**

Geben Sie an, ob und in welcher Form sich die von Ihnen beschriebenen Maßnahmen auf das tägliche Leben und die Lebensqualität der
Patienten auswirken (können). Beschreiben Sie auch, wie sich die Un-
terlassung einer sinnvollen Therapie auf die Lebensqualität auswirkt.

Für Printmedien
und Internet gilt:

Beschreiben Sie, welche Einschränkungen Patienten in Bezug auf ihren
eigenen Körper und ihr soziales Umfeld bei Anwendung der Maßnahme
in Kauf nehmen müssen. Geben Sie Hinweise, wann es sinnvoll ist, sich
bei der Bewältigung der Erkrankung Hilfe zu suchen (zum Beispiel bei
Fragen der Berentung oder auch Hinweise auf eine möglicherweise
sinnvolle psychische Unterstützung).

Gerade bei diesem Punkt ist es wichtig, betroffene Patienten in die Erstellung der Patienteninformation einzubeziehen, denn diese können am
besten auf mögliche Einschränkungen der Lebensqualität hinweisen und
vor allem nützliche Tipps zur Bewältigung geben.

Beispiel

*Beispiele:*

*Die Erkrankung und auch die Behandlung haben keinen Einfluss auf Ihr*
*Sexualleben.*

*Bei der Behandlung müssen Sie sich auf Änderungen in Ihrem gewohn-*
*ten Alltag einstellen. Sie sollten während der Behandlung nicht Auto*
*fahren oder Maschinen bedienen.*

| Kriterium | Beschreiben Sie ⇨ **Unsicherheiten!** Wenn die Wirkung einer Behandlungsmöglichkeit noch nicht wissenschaftlich nachgewiesen ist oder widersprüchliche Erfahrungen mit ihrer Anwendung gemacht wurden, muss dies ausdrücklich erklärt werden. |

**Aussagen zu
möglichen
Unsicherheiten**

Die Wirksamkeit einer Therapie wird in der Regel durch kontrollierte Studien überprüft, an der eine festgelegte Zahl von Patienten teilnimmt. Im Ergebnis wird dann unter Umständen bei einem Teil der Patienten eine gewünschte Wirkung erreicht, bei einem anderen Teil nicht und einige der teilnehmenden Patienten können durch die Therapie sogar Nachteile entstehen.

Für Printmedien
und Internet gilt:

Die Aussagen zu Unsicherheit betreffen die folgenden Situationen:

- Es gibt noch keine Studie(n), die belegt, dass eine Therapie den gewünschten Behandlungseffekt bringt oder nicht (gegebenenfalls gibt es aber Erfahrungswerte die einen Hinweis geben)
- Es wird gerade eine Studie durchgeführt
- Es gibt eine Studie, die für einen Teil der Patienten das gewünschte Behandlungsergebnis erreicht hat, für andere aber nicht

Beispiel

*Unsicherheiten sollten in einer ausgewogenen Patienteninformation dargelegt werden.*

*Diese Fakten werden am besten in absoluten Zahlen dargestellt, zum Beispiel:*

- *Medikament XYZ wirkt bei 90 von 100 Patienten. [18]*

- *Es ist nicht genau bekannt, wie viele Personen sich regelmäßig der Untersuchung xyz unterziehen müssen, um letztendlich einen Todesfall zu verhindern. Die Angaben reichen von 50-3000.*

Quelle hierzu: [19]

| Ergänzende Hilfen | ■ Angabe von weiterführender Literatur und Links<br>■ Angabe von Adressen und Anlaufstellen |
|---|---|

**Kriterium**

**Angabe von weiterführender Literatur und Links**

Eine Patienteninformation kann nie alle Fragen erschöpfend beantworten. Daher sollten Sie weiterführende Literatur zum Thema und/oder spezielle Internetangebote angeben, auf denen Ihre Leser sich weitere Informationen holen können. Der Anspruch der Evidenzbasiertheit gilt hierbei für den Teil der Information, den Sie selbst erstellt haben. Dass Sie das für ergänzende Literatur nicht garantieren können, sollten Sie ausdrücklich vermerken.

**Umsetzung in Printmedien**

Fügen Sie Ihrer Information eine Rubrik „Weiterführende Literatur" hinzu. Beziehen Sie sich dabei nicht allein auf die Angebote Ihrer eigenen Institution.

**Umsetzung im Internet**

Ergänzen Sie Ihre Information durch eine Linksammlung zu anderen Angeboten, die sich mit der gleichen oder ähnlichen Thematik beschäftigen.

**Für Printmedien und Internet gilt:**

Recherchieren Sie weiterführende Literatur sorgfältig. Sie können bei der Einschätzung der Qualität dieser Literatur (Printmedien und Links (zum Beispiel die DISCERN Kriterien zur Einschätzung der Qualität von Patienteninformationen anwenden (www.discern.de).

Wenn Sie Selbsthilfeorganisationen und Anlaufstellen für Patienten recherchieren, dann achten Sie auch auf die Qualität dieser Stellen. Bei Selbsthilfeorganisationen sollte immer eine Satzung frei verfügbar sein, die über Ziele und Aufgaben aufklärt. Rufen Sie angegebene Telefonnummern an und vergewissern Sie sich selbst, ehe Sie die entsprechende Stelle in Ihrer Patienteninformation weiter empfehlen.

**Beispiel**

*Ein Beispiel für die Angabe von weiterführenden Hilfen und Adressen finden Sie im Internet unter der Adresse:*

*http://www.patienten-information.de/content/gesundheitsinfos/eigene/schizophrenie/*

Kriterium

**Angabe von
Adressen und
Anlaufstellen**

Informationen sind sehr hilfreich, können jedoch Gespräche und den Austausch von Erfahrungen und Fragen zur Erkrankung nicht immer ersetzen. Nützlich ist es deshalb, die Adressen von Selbsthilfeorganisationen zum Erkrankungsthema oder von Patientenberatungsstellen anzugeben. Dort können sich Ihre Leser weiteren Rat und Hilfe holen.

 Umsetzung in Printmedien

Fügen Sie Ihrer Broschüre einen Anhang mit Adressen von Selbsthilfegruppen und Patientenberatungsstellen bei. Geben Sie dabei nicht nur Ihre eigene Institution an.

 Umsetzung im Internet

Fügen Sie Ihrer Information eine Linksammlung zu Selbsthilfegruppen und Patientenberatungsstellen bei. Geben Sie dabei nicht nur Ihre eigene Institution an.

Für Printmedien und Internet gilt:

Recherchieren Sie Adressen von Anlaufstellen sorgfältig. Kontrollieren Sie die Adressen und Telefonnummern auf Gültigkeit und Aktualität. Nehmen Sie nur solche Angebote auf, die für die Nutzer auch kostenfrei sind beziehungsweise weisen Sie auf eventuell entstehende Kosten hin.

 Beispiel

*Ein Beispiel für die Angabe von weiterführenden Hilfen und Adressen finden Sie im Internet unter der Adresse:*

*http://www.patienten-information.de/content/gesundheitsinfos/eigene/schizophrenie/*

## Wichtige Hinweise, die nur für Informationen im Internet gelten

 Vermeidung von Verwechslungen

Bei Internetinformationen werden Autor der Information, Betreiber der Internetseite / des Internetangebots und ⇨ **Webmaster** vom Nutzer häufig miteinander verwechselt. Das liegt daran, dass wenige Anbieter diese Unterscheidungen ausdrücklich anführen. Schaffen Sie Klarheit auf Ihren Seiten, wer für was zuständig ist. Der Webmaster muss (zumindest per Mail) kontaktiert werden können.

 ⇨*Impressum*

Fügen Sie Ihren Internetseiten immer einen Menüpunkt „Impressum" hinzu, unter dem die Namen und Adressen aller für den Internetauftritt verantwortlichen Personen angegeben sind.

 ⇨*Disclaimer*

Sie sollten Ihren Internetangeboten stets einen Disclaimer hinzufügen. Damit sind Sie geschützt, wenn jemand Sie aufgrund der Verwendung eines gefährlichen Links, der sich auf Ihrem Angebot befindet, zur Verantwortung ziehen möchte.

Quelle: Mustertext für einen DISCLAIMER:
http://www.e-recht24.de/muster-disclaimer.htm

⇨*Barrierefreiheit*

Internetseiten zu Gesundheitsthemen sollten auch für Menschen mit Behinderungen lesbar sein. Deshalb muss das Angebot entsprechend aufbereitet werden.

Sie können sich über Richtlinien für behindertengerechte Internetangebote informieren unter:

■ http://www.bik-online.info/
■ http://www.w3.org/WAI/References/QuickTips/qt.de.htm
■ http://www.einfach-barrierefrei.de/gesetzesgrundlagen.htm

Testung der Barrierefreiheit Ihres Angebotes

■ http://www.bik-online.info/verfahren/index.php
■ http://www.barrierefinder.de/
■ http://webxact.watchfire.com/

## Arbeitsplan

An dieser Stelle finden Sie einen „Arbeitsplan", den Sie auch als Checkliste verwenden können, wenn Sie eine evidenzbasierte Patienteninformation erstellen wollen.

### Phase 1 – Planen der Information

| Inhalte | Konsequenzen |
|---|---|
| Wer soll an der Erstellung beteiligt werden? | ■ Ansprechen von Patientenverbänden, Fachgesellschaften oder ähnlichen Institutionen<br>■ Von Vorteil ist es, wenn Sie im Team eine Person haben, die Erfahrungen mit wissenschaftlichen Literaturrecherchen hat<br>■ Ermitteln Sie, welche Personen und Arbeitsgruppen auf dem interessierenden Themengebiet als Experten gelten (zum Beispiel durch eine Medline Recherche) |
| Welche Fragen sollen abgehandelt werden? | ■ Themensammlung, beziehungsweise Sammlung von Fragen, die für die Patienteninformation von Interesse sind<br>■ Themensammlung aus Sicht der beteiligten Patienten |
| Welches Medium wählen Sie? (Broschüre, Internet etc.) | Bei Printmedien :<br>■ Holen Sie frühzeitig Angebote von Druckereien ein<br>■ Farbdrucke sind sehr kostenintensiv<br><br>Im Internet<br>■ Wenn Sie einen Fremdauftrag zur Präsentation Ihrer Information im Internet vergeben, denken Sie daran, dass bei Aktualisierungen Folgekosten entstehen<br>■ Sorgen Sie gegebenenfalls dafür, dass Sie die Aktualisierung selbst vornehmen können |
| Wie soll die Information finanziert werden? | Wenn Sie einen Plan zur Erstellung einer Patienteninformation gemacht haben, dann kalkulieren Sie die möglichen Kosten und beantragen entsprechende Mittel (zum Beispiel bei Stiftungen, aber auch bei Krankenkassen oder öffentlichen Institutionen).<br><br>Eine Übersicht über Förderinstitutionen finden Sie im Internet unter:<br>■ Bundesverband Deutscher Stiftungen http://www.stiftungsindex.de/<br>■ Forschungsförderung http://www.tt.tu-clausthal.de/forschungsfoerderung/institutionen/<br>■ Bundesministerium für Gesundheit http://www.bmgesundheit.de |
| Wie wollen Sie Ihre Information bekannt machen? | Ihre Information soll die gewünschte Zielgruppe erreichen. Wege dazu sind Selbsthilfegruppen, Arztpraxen, Presseinformationen etc.<br><br>Planen Sie eine Werbekampagne (Presseinformation, Anschreiben von Mailinglisten etc.) ein. |

| Planen Sie die regelmä-ßige Aktualisierung Ihrer Information schon jetzt ein! | Bereits in der Phase 1 während der Planung sollten Sie daran denken, dass Ihre Information aktualisiert werden muss, wenn neue Erkenntnisse vorliegen. Davon unabhängig muss sie im Allgemeinen spätestens nach 2 Jahren überprüft und gegebenenfalls aktualisiert werden. |

## Phase 2 – Erstellen der Information

| Inhalte | Konsequenzen |
|---------|--------------|
| Suche nach wissen-schaftlicher Evidenz | Führen Sie eigene Recherchen in wissenschaftlichen Datenbanken und/oder im Internet durch (siehe Adressteil). <br><br> Recherchieren Sie, ob es zum Thema evidenzbasierte ärztliche Leitlinien gibt (schreiben Sie Fachgesellschaften an, Adressen finden Sie im Adressteil). <br><br> Recherchieren Sie auch die sogenannte „⇨*Graue Literatur*". |
| Suche nach sozialer Evidenz | Interviewen Sie beteiligte Patienten zu ihren Erfahrungen mit der Erkrankung und den damit verbundenen Behandlungen. <br><br> Ermitteln Sie, welche Fragen aus Patientensicht behandelt werden müssen. |
| Qualitätskriterien | Orientieren Sie sich bei der Erarbeitung der Information an Qualitätskriterien, wie im vorangegangenen Kapitel beschrieben. |
| Prüfen auf Richtigkeit | Geben Sie die Informationen vor Veröffentlichung an Experten zur Prüfung auf inhaltliche Richtigkeit. |
| Praxistest | Geben Sie die Information vor Veröffentlichung an Patienten zum „Testlesen". <br><br> Lassen Sie sich eine Rückmeldung geben (am besten auf einem vorbereitetem Fragebogen), ob Ihre Information verständlich ist und bei der „Zielgruppe ankommt". |
| Druck / Veröffentlichung | Da Sie ja in Phase 1 bereits die Finanzierung geklärt haben und sich auch Klarheit verschafft haben, welches Medium der Veröffentlichung Sie wählen, steht der Drucklegung / Online Schaltung nichts mehr im Weg! |
| Methodik | Halten Sie in einem Bericht (so genannter Methodenreport) fest, wie Sie bei der Erstellung der Information vorgegangen sind. Dies macht Ihre Arbeit transparent sowohl für andere Informationsersteller und Nutzer Ihrer Information als auch für Sie selbst, wenn in spätestens 2 Jahren die Aktualisierung wieder ansteht. Ein Beispiel für einen solchen Methodenreport finden Sie unter der Adresse: <br> http://www.versorgungsleitlinien.de/themen/pdf/pll_asthma_report.pdf |

## Phase 3 – Verbreitung

| Inhalte | Konsequenzen |
| --- | --- |
| Informieren der Patienten und Verbraucher | Wenden Sie sich an Stellen, die Patienteninformationen verbreiten, dies sind Selbsthilfegruppen, medizinische Informationsportale im Internet, Ärztekammern, Kassenärztliche Vereinigungen, Krankenkassen.<br><br>Informieren Sie die Tagespresse oder andere Journale, die häufig gelesen werden. |
| Informieren der Fachöffentlichkeit | Zu fast jedem Erkrankungsgebiet gibt es eine medizinische Fachgesellschaft. Informieren Sie diese über Ihre Patienteninformation. |

## Phase 4 – Überarbeitung

| Inhalte | Konsequenzen |
| --- | --- |
| Regelmäßige Überarbeitung | Überprüfen Sie spätestens nach 2 Jahren, ob die in der Information gemachten Angaben noch richtig oder schon überholt sind. |
| Überarbeitung bei Bedarf | Sollten sich vor Ablauf der geplanten Überarbeitung neue Erkenntnisse ergeben haben, ziehen Sie die Information zurück unter dem Hinweis, dass diese neu aufgelegt wird. Lassen Sie insbesondere im Internet keine „alten Hüte herumliegen". |

## Adressteil

### *Selbsthilfeverbände*

**BAG SELBSTHILFE e.V. – Bundesarbeitsgemeinschaft SELBSTHILFE von Menschen mit Behinderung und chronischer Erkrankung und ihren Angehörigen**
Kirchfeldstr. 149
40215 Düsseldorf
Telefon: 0211-31006-0
Telefax: 0211-31006-48
Email: info@bagh.de
Internet: http://www.bagh.de/

Die BAG SELBSTHILFE e.V. – Bundesarbeitsgemeinschaft SELBSTHILFE von Menschen mit Behinderung und chronischer Erkrankung und ihren Angehörigen – ist die Vereinigung der Selbsthilfeverbände behinderter und chronisch kranker Menschen und ihrer Angehörigen in Deutschland. Sie ist Dachverband von 91 (Stand 3/2005) bundesweit tätigen Selbsthilfeorganisationen, 14 Landesarbeitsgemeinschaften und drei Fachverbänden. Über ihre Mitgliedsverbände sind in der BAG SELBST-HILFE mehr als eine Million Menschen mit körperlichen, seelischen und geistigen sowie Sinnes-Behinderungen und Menschen mit unterschiedlichsten chronischen Erkrankungen zusammengeschlossen.

**Allianz chronisch seltener Erkrankungen ACHSE e.V.**
c/o DRK-Kliniken Westend
Spandauer Damm 130
14050 Berlin
Telefon: 0180-5-ACHSE-5 oder 0180-5-22473-5
Email: info@achse-online.de
Internet: http://www.achse-online.de

Die ACHSE ist eine Sonderorganisation der Bundesarbeitsgemeinschaft Selbsthilfe von Menschen mit Behinderung und chronischer Erkrankung und ihren Angehörigen e.V. (BAG SELBSTHILFE) e.V. Sie ist hervorgegangen aus dem im Jahr 2000 gegründeten „Arbeitskreis seltene Erkrankungen in der BAG SELBSTHILFE".

**Der Paritätische Wohlfahrtsverband, Gesamtverband e. V.**
Oranienburger Straße 13-14
10178 Berlin
Telefon: 030-24636-0
Telefax: 030-24636-110
Internet: http://www.paritaet.org/

**Forum chronisch Kranker und behinderter Menschen im PARITÄTISCHEN –**
ein Zusammenschluss von Mitgliedsverbänden des PARITÄTISCHEN Wohlfahrts-
verbandes Gesamtverband, deren satzungsgemäße Aufgabe die Betreuung
und/oder Beratung von somatisch chronisch kranken und/oder behinderten Menschen ist. Das Forum ist eine selbst organisierte Initiative, die zugleich die Funktion
eines Fachbereiches wahrnimmt. Aufgaben sind insbesondere die Förderung der
fachlichen Arbeit, wie zum Beispiel durch Erfahrungsaustausch, Beratung und Fort-
bildung sowie die Entwicklung und Vertretung von Positionen zu gemeinsamen sozi-
al- und gesundheitspolitischen Themen.

**Deutsche Arbeitsgemeinschaft Selbsthilfegruppen e.V.**
Friedrichstr. 28
35392 Gießen
Telefon: 0641 / 99 45 612
Internet: http://www.dag-selbsthilfegruppen.de/

Die **Deutsche Arbeitsgemeinschaft Selbsthilfegruppen e.V.** legt die Schwerpunkte ihrer Aktivitäten auf die fachliche Unterstützung der Selbsthilfe und die Förderung
von Rahmenbedingungen für die Arbeit von Selbsthilfegruppen durch Selbsthilfekon-
taktstellen. Sie informiert die Öffentlichkeit und Fachöffentlichkeit über die Inhalte der
Arbeit der Selbsthilfeorganisationen und berät Entscheidungsträger in Bund, Ländern
und Kommunen sowie Krankenkassen und andere relevanten Institutionen. Darüber
hinaus kooperiert die Deutsche Arbeitsgemeinschaft Selbsthilfegruppen e.V. mit anderen Verbänden, wie etwa den Zusammenschlüssen chronisch kranker und behinderter Menschen, und mit sonstigen Organisationen, die sich ebenfalls die Anregung
und Unterstützung von Selbsthilfegruppen zum Ziel gesetzt haben.

**NAKOS**
**Nationale Kontakt- und Informationsstelle**
**zur Anregung und Unterstützung von Selbsthilfegruppen**
Wilmersdorfer Str. 39
D - 10627 Berlin
Telefon: 030 / 31 01 89 60
Telefax: 030 / 31 01 89 70
Email: selbsthilfe@nakos.de
Internet: http://www.nakos.de/

Die **Nationale Kontakt- und Informationsstelle zur Anregung und Unterstützung von Selbsthilfegruppen** (NAKOS) ist die bundesweite Aufklärungs-, Service- und Netzwerkeinrichtung im Feld der Selbsthilfe und Selbsthilfeunterstützung in Deutschland. An NAKOS können sich Betroffene und Professionelle wenden, die Aufklärung, Informationen und Kontakte im Selbsthilfebereich wünschen. NAKOS arbeitet überregional und themenübergreifend zu grundsätzlichen Fragen der Selbsthilfearbeit, die über die besonderen inhaltlichen Problemstellungen von einzelnen Selbsthilfegruppen und Selbsthilfeorganisationen hinausgehen. Die Angebote von NAKOS sind kostenlos und stehen allen Interessierten offen. NAKOS ist eine Einrichtung des Fachverbandes Deutsche Arbeitsgemeinschaft Selbsthilfegruppen e.V. und besteht seit 1984.

## *Medizinische Fachgesellschaften*

**Arbeitsgemeinschaft der Wissenschaftlichen Medizinischen Fachgesellschaften (AWMF)**
**AWMF-Geschäftsstelle**
Moorenstr. 5 Gebäude 15.12
(Heinrich-Heine-Universität)
D-40225 Düsseldorf
Telefon: (0211) 31 28 28
Telefax : (0211) 31 68 19
Email : awmf@awmf.org
Internet: http://www.awmf-online.de/

In Deutschland gibt es zu nahezu allen Erkrankungsthemen wissenschaftliche Fachgesellschaften aus allen Bereichen der Medizin. Eine gute Adresse, diese Fachgesellschaften zu erreichen, ist die Arbeitsgemeinschaft der Wissenschaftlichen Medizinischen Fachgesellschaften (AWMF), der 151 wissenschaftliche Gesellschaften angehören. Sie erstellen Leitlinien, die im Internetangebot der AWMF im Volltext gelesen werden können.

## *Organisationen, die sich mit evidenzbasierten Patienteninformationen beschäftigen*

**Deutsches Cochrane Zentrum**
Universitätsklinikum Freiburg
Institut für Medizinische Biometrie und Medizinische Informatik
Abteilung für Medizinische Biometrie und Statistik
Stefan-Meier-Str. 26
D-79104 Freiburg
Telefon: 0761-203-6715
Telefax : 0761-203-6712
Email: mail@cochrane.de
Internet: http://www.cochrane.de

**Das Deutsche Cochrane Zentrum (DCZ)** ist der offizielle Vertreter des internationalen Netzwerkes Cochrane Collaboration (CC) in Deutschland. Es ist Referenzzentrum für den gesamten deutschen Sprachraum (Deutschland, Österreich, Teile der Schweiz, Liechtenstein), sowie für Tschechien, die Slowakei und Ungarn. Eine wichtige Aufgabe des DCZ ist die Verbesserung des Transfers von Forschungsergebnissen in die Gesundheitsversorgung und die Durchführung von speziellen Schulungen und Workshops zum Thema systematische Übersichtsarbeiten für Angehörige von

Gesundheitsberufen und Patienten. Als eines von weltweit 12 Cochrane Zentren ist das DCZ darüber hinaus auch international für die Unterstützung und Koordination der verschiedenen Cochrane-Gruppen verantwortlich. In diese Gruppen arbeiten Wissenschaftler, sie sich mit der Erstellung systematischer Übersichtsarbeiten zu verschiedenen medizinischen Fragestellung und der Weiterentwicklung der Methodik der evidenzbasierten Medizin beschäftigen. Innerhalb der Internationalen Cochrane Collaboration gibt es eine Cochrane Consumer Group, die die Einbeziehung der Patienten in die Forschungsarbeiten unterstützt und koordiniert.

**Institut für Qualität und Wirtschaftlichkeit im Gesundheitswesen**
Dillenburger Straße 27
51105 Köln
Telefon: 0221 / 35685 – 0
Telefax: 0221 / 35685 – 1
Email: kontakt@iqwig.de
Internet: http://www.iqwig.de

Das Institut für Qualität und Wirtschaftlichkeit im Gesundheitswesen IQWIG wurde am 1. Juni 2004 als private Stiftung gegründet. Der Gemeinsame Bundesausschuss ist entsprechend § 139a SGB V der Träger des IQWIG.

Die Aufgaben des Instituts bestehen in:

- Recherche, Darstellung und Bewertung des aktuellen medizinischen Wissensstandes zu diagnostischen und therapeutischen Verfahren bei ausgewählten Krankheiten,

- Erstellung von wissenschaftlichen Ausarbeitungen, Gutachten und Stellungnahmen zu Fragen der Qualität und Wirtschaftlichkeit der im Rahmen der gesetzlichen Krankenversicherung erbrachten Leistungen unter Berücksichtigung alters-, geschlechts- und lebenslagenspezifischer Besonderheiten,

- Bewertungen evidenzbasierter Leitlinien für die epidemiologisch wichtigsten Krankheiten,

- Abgabe von Empfehlungen zu Disease-Management-Programmen,

- Bewertung des Nutzens von Arzneimitteln,

- Bereitstellung von für alle Bürgerinnen und Bürger verständlichen allgemeinen Informationen zur Qualität und Effizienz in der Gesundheitsversorgung http://www.gesundheitsinformation.de.

**Deutsches Netzwerk Evidenzbasierte Medizin, DNEbM e.V.**
**Fachbereich Patienteninformation / Patientenbeteiligung**
Sprecher: Prof. Dr. David Klemperer
c/o Geschäftsstelle, Ärztliches Zentrum für Qualität in der Medizin
Wegelystraße 3 / Herbert-Lewin-Platz
10623 Berlin
Telefon: 030 4005 2539
Telefax: 030 4005 2555
Email: kontakt@ebm-netzwerk.de
Internet: http://www.ebm-netzwerk.de

Das Deutsche Netzwerk Evidenzbasierte Medizin (DNEbM e.V.) wurde im Jahr 2000 gegründet. Ziel des Netzwerkes ist die Förderung einer evidenzbasierten Medizin und einer evidenzbasierten Gesundheitsversorgung. Das Netzwerk versteht sich als interdisziplinäres und multiprofessionelles Forum aller an dieser Thematik Interessierten.

Der Fachbereich Patienteninformation und Patientenbeteiligung im DNEbM ist ein Zusammenschluss von Medizinern, Statistikern, Gesundheitswissenschaftlern und Vertretern von Patientenorganisationen und der Selbsthilfe. Seine Aufgaben sieht der Fachbereich vor allem in der Aufklärung der Bevölkerung über den Sinn und die Inhalte einer evidenzbasierten Medizin sowie in der Erstellung und Verbreitung evidenzbasierter Behandlungsinformationen für Laien.

Bestmögliche Behandlungsentscheidungen und Behandlungsergebnisse erfordern neben evidenzbasierten Informationen auch die Beteiligung der Patienten an den Entscheidungen. Der Fachbereich setzt sich daher durch Öffentlichkeitsarbeit, eigene Publikationen und Beteiligung an wissenschaftlichen Tagungen für verbesserte Möglichkeiten evidenzbasierter Patienteninformationen und für die Partizipative Entscheidungsfindung ein. Ein Newsletter erscheint ca. vier Mal im Jahr.

**Ärztliches Zentrum für Qualität in der Medizin**
Gemeinsames Institut von Bundesärztekammer und Kassenärztlicher
Bundesvereinigung, Wegelystraße 3 / Herbert-Lewin-Platz
10623 Berlin
Tel.: 030 4005 2500
Fax 030 4005 2555
Email: patienteninformation@azq.de
Internet: http://www.patienten-information.de, http://www.azq.de

Das Ärztliche Zentrum für Qualität in der Medizin (ÄZQ) ist ein gemeinsames Institut
von Bundesärztekammer (BÄK) und Kassenärztlicher Bundesvereinigung (KBV) mit
Sitz in Berlin. Im Auftrag seiner Träger analysiert, initiiert und organisiert das Institut
seit 1995 Projekte auf dem Gebiet der medizinischen Qualitätsförderung und Qualitätssicherung. Dabei kooperiert das ÄZQ mit in- und ausländischen Partnern.

Arbeitsschwerpunkte des ÄZQ sind:
- Analyse und Aufbereitung medizinischen Wissens, der so genannten »Evidenz«
- Bewertung beziehungsweise Erarbeitung von Leitlinien, Qualitätsindikatoren und
  Patienteninformationen zu wichtigen medizinischen Themen
- Verbreitung und Implementierung evidenzbasierter Leitlinien
- Koordination von Maßnahmen zur Fehlerprävention und Förderung der Patienten-
  sicherheit
- Methodenentwicklung für Leitlinien und evidenzbasierte Gesundheitsversorgung
- Sondierung und Bewertung von Qualitäts-Innovationen
- Internationale Kooperation

Programme des ÄZQ und seiner Partner sind unter anderem:
- das Programm für Nationale Versorgungs-Leitlinien
- das Verfahren zur Qualitätsbewertung und Qualitätsdarlegung von Patienteninformationen im Patienteninformations-Dienst der Ärzteschaft
  »patienten-information.de«
- das Informationsprogramm für Qualitätsmanagement Q-M-A
- das evidenzbasierte Fortbildungsprogramm »leitlinien-wissen.de«
- das Aktionsprogramm der deutschen Ärzteschaft zu Patientensicherheit und Fehlerprävention.

**Abteilung Epidemiologie, Sozialmedizin und Gesundheitssystemforschung der Medizinischen Hochschule Hannover**
**Arbeitsschwerpunkt Patienten und Konsumenten**
Carl-Neuberg-Str. 1
30625 Hannover
Telefon: +49 511-532-5999
Telefax: +49 511-532- 5347
Email: dierks.marie-luise@mh-hannover.de
Internet: http://www.mh-hannover.de/1561.html

Die Abteilung Epidemiologie, Sozialmedizin und Gesundheitssystemforschung ist eine wissenschaftliche Abteilung an der Medizinischen Hochschule Hannover. Im Jahr 1996 wurde wegen der zunehmenden Bedeutung der Patientenperspektive im Gesundheitswesen der Arbeitsschwerpunkt Patienten und Konsumenten installiert, der sich mit der Position der Patienten im deutschen Gesundheitswesen, ihren Erwartungen und Bedürfnissen und ihrer Zufriedenheit mit der Qualität der gesundheitlichen Versorgung einschließlich der Qualität von Informationen befasst.

Themenschwerpunkte
- Erarbeitung von evidenzbasierten Patienteninformationen auf der Grundlage von HTA-Reports
- Qualität und Qualitätskriterien von Patienteninformationen
- Erfassung der Patientenbedürfnisse und Erwartungen in der ambulanten und stationären Versorgung, auch im europäischen Vergleich
- Nutzeranliegen und Nutzerzufriedenheit in Einrichtungen der Patientenberatung
- Qualität und Kosten von Patientenberatung

**Kompetenznetze in der Medizin**
Internet: http://www.kompetenznetze-medizin.de

Die 1999 begonnene Fördermaßnahme des BMBF zur Einrichtung von Kompetenz-
netzen in der Medizin zielt auf den Aufbau überregionaler medizinischer Netzwerke
zu definierten Krankheitsbildern ab, die durch eine hohe Morbidität oder Mortalität
gekennzeichnet sind. Das Bundesministerium für Bildung und Forschung fördert derzeit 17 Kompetenznetze in Deutschland zu den Themen maligne Lymphome, akute
und chronische Leukämien, pädiatrische Hämatologie und Onkologie, Rheuma,
chronisch entzündliche Darmerkrankungen / Herzinsuffizienz, Vorhofflimmern, ange-
borene Herzfehler, Hepatitis, Lungenentzündung, HIV / AIDS, Demenz, Schlaganfall,
Parkinson, Schizophrenie, Depression, BrainNet und Sepsis.

## Schulungsangebote zu Methoden der evidenzbasierten Medizin

| Ziel und Inhalte | Kontakt |
|---|---|
| Vermittlung von Handwerkszeug, um therapeutische Interventionen auf ihre nachweisliche Wirksamkeit hin zu hinterfragen, wissenschaftliche Studien kritisch zu bewerten, zu einem diagnostischen Test die wesentlichen Fragen an den Arzt bereit zu halten. Nähere Informationen unter: http://www2.uni-hamburg.de/~fc1i046/cgi-bin/newsite/index.php?page=page_59 | Fachwissenschaft Gesundheit der Universität Hamburg, Trainingskurse in wissenschaftlicher Kompetenz für Patienten- und VerbrauchervertreterInnen: Papendamm 21 20146 Hamburg Tel.:    040/ 42838 - 5907 Fax:    040/ 42838 - 3732 Email: Bettina.Berger@uni-hamburg.de |
| Kurse in evidenzbasierter Medizin für Ärzte, Pflegekräfte und andere Gesundheitsberufe. http://www.fsz.mu-luebeck.de/Workshop/workshop.html | Zentrum für Fernstudium und Weiterbildung Universität zu Lübeck Ratzeburger Allee 160 23568 Lübeck Tel.:    0451 / 500 6716 - Dr. Bossow           0451 / 500 6719 - Frau Rohde Fax:    0451 / 500 6718 Email: seminare@fsz.mu-luebeck.de |
| Durchführung von Workshops zur Erstellung und Interpretation von systematischen Übersichtsarbeiten. http://www.cochrane.de/de/localevents.htm | Deutsches Cochrane Zentrum Universitätsklinikum Freiburg Stefan-Meier-Str. 26 D-79104 Freiburg Tel.:    0761-203-6715 Fax:    0761-203-6712 Email:   mail@cochrane.de |
| Schulung nach dem Curriculum Patientenberatung, Die Schwerpunkte liegen auf der Vermittlung von Techniken zur Informationsrecherche (Suchmaschinen, Datenbanken, etc.), der kritischen Bewertung von Informationen und der Risikokommunikation. Der Kurs findet in Zusammenarbeit mit dem deutschen Cochrane Zentrum statt. http://www.patienten-information.de/content/gesundheitsinfos/download/curriculum_ebm_patinfo.pdf | Ärztliches Zentrum für Qualität in der Medizin Gemeinsames Institut von Bundesärztekammer und Kassenärztlicher Bundesvereinigung Wegelystraße 3 / Herbert-Lewin-Platz 10623 Berlin Tel.:    030 – 4005 2500 Fax:    030 – 4005 2555 Email: patienteninformation@azq.de |

Siehe auch: http://www.ebm-anwender.de/

## Glossar

**Absolutes Risiko**
Unter absolutem Risiko versteht man die Wahrscheinlichkeit, mit der ein gesunder Mensch in einem bestimmten Zeitraum erkranken wird (zum Beispiel an Lungenkrebs), abhängig von Alter und individuellen Risikofaktoren (zum Beispiel Rauchen) und unter Berücksichtigung konkurrierender Risiken (zum Beispiel koronare Herzkrankheit).

**Absolute Risikoreduktion**
Die absolute Risikoreduktion ist das Maß, um das das absolute Risiko durch eine medizinische Intervention (medizinischer Eingriff, Behandlungsmaßnahme) vermindert wird.
Siehe auch: ⇨ *Relative Risikoreduktion*

**afgis e.V.**
2003 als Verein gegründete Initiative zur Qualitätssicherung von deutschsprachigen Patienteninformationen im Internet. Die Mitglieder von afgis verpflichten sich auf eine gemeinsame Erklärung zur Qualität ihrer Informationsangebote. Dies bezieht sich auf die Qualität der Transparenz, der Vermittlung und des Daten- und Persönlichkeitsschutzes. afgis betont ausdrücklich, dass für die inhaltliche Qualität der zertifizierten Seiten keine Gewähr übernommen wird. (www.afgis.de)

**AGREE**
AGREE ist die Abkürzung für „Appraisal of Guidelines for Research and Evaluation in Europe (AGREE)". Dieses europäische Projekt dient der Entwicklung eines Fragebogens zur Einschätzung der Qualität von klinischen Leitlinien im  Hinblick auf die Schaffung von einheitlichen Standards.
(siehe dazu auch http://www.agreecollaboration.org/).

**Angina pectoris**
Zustand der mangelnden Durchblutung der Herzmuskulatur, der anfallsartige Schmerzen und Beengungsgefühle hervorruft.

**Angioplastie**
Medizinisches Verfahren, mit dem verengte Abschnitte von Blutgefässen wieder aufgedehnt werden. Dies geschieht zum Beispiel mit Kathetern, die zu einem kleinen Ballon aufgeblasen werden können. Angioplastie kann in einer Operation durchgeführt werden oder indirekt erfolgen, das heißt der Katheter wird durch die Blutgefässe zur betroffenen Stelle geführt.

**Arbeitsgemeinschaft der Wissenschaftlichen Medizinischen Fachgesellschaften (AWMF)**
Zusammenschluss von wissenschaftlichen medizinischen Fachgesellschaften in Deutschland. Die AWMF dient koordiniert u. a. die Entwicklung und Qualitätssicherung von medizinischen Leitlinien ihrer Mitgliedsgesellschaften.
(siehe auch: www.awmf-online.de)

**ÄZQ**
Das Ärztliche Zentrum für Qualität ist eine gemeinsame Einrichtung der Bundesärztekammer und der Kassenärztlichen Bundesvereinigung. Seine Aufgabe ist die Erstellung und Bewertung evidenzbasierter Informationen (wie Leitlinien, Patienteninformation) sowie die Entwicklung und Verbreitung von Programmen zur Patientensicherheit und Qualitätssicherung.
(siehe auch unter www.azq.de).

**Barrierefreiheit**
Lebensbereiche, Informationsangebote akustischer oder visueller Art und Kommunikationseinrichtungen sind barrierefrei gestaltet, „wenn sie für behinderte Menschen in der allgemein üblichen Weise, ohne besondere Erschwernis und grundsätzlich ohne fremde Hilfe zugänglich und nutzbar sind. Barrierefreie Internetangebote sind solche Angebote, die sowohl von Menschen mit Behinderung, aber auch von Benutzern ohne Behinderung oder mit altersbedingten Einschränkungen (zum Beispiel Sehschwächen) oder automatischen Suchprogrammen uneingeschränkt genutzt werden können.

**Check-In**
Fragebogen zur Bewertung von Patienteninformationen, der über den DISCERN-Fragebogen hinausgeht (www.patienten-information.de).

Check-In wurde vom Ärztlichen Zentrum für Qualität in der Medizin gemeinsam mit dem Patientenforum bei der Bundesärztekammer, dem Deutschen Cochrane Zentrum und der Abteilung Epidemiologie, Sozialmedizin und Gesundheitssystemforschung der Medizinischen Hochschule Hannover auf der Basis von ⇨ **DISCERN** und ⇨ **AGREE** entwickelt. Es eignet sich insbesondere für das begleitende Qualitätsmanagement im Rahmen der Erstellung medizinischer Laieninformationen.

**Tabelle 3: Fragen der Check-In Kriterien**

| Anwendungsbereich und Zweck |
|---|
| 1. Ist in der Information genau beschrieben, welchem Ziel diese dienen soll? |
| 2. Ist in der Information genau beschrieben, für welche Zielgruppe diese verfasst ist? |

| Beteiligung von Interessengruppen |
|---|
| 3. Ist/sind der/die Autor(en) der Patienteninformation namentlich angegeben? |
| 4. Wird die fachliche Qualifikation des/der Autors(en) angegeben? |
| 5. Ist angegeben, ob in die Erstellung der Information Patienten und/oder Selbsthilfegruppen einbezogen waren? |

| Genauigkeit der Entwicklung |
|---|
| 6. Ist angegeben, ob sich die Information auf wissenschaftliche Quellen stützt? |
| 7. Wurde die Art der wissenschaftlichen Quellen angegeben, auf die sich die Information stützt? |
| 8. Ist in der Publikation ein Erstellungsdatum angegeben? |
| 9. Ist in der Publikation ein Gültigkeitsvermerk angegeben? |
| 10. Ist in der Publikation ein Datum für die nächste geplante Überarbeitung angegeben? |
| 11. Ist ausdrücklich angegeben, ob die Information nach bestimmten Qualitätsrichtlinien (zum Beispiel nach DISCERN) erstellt wurde? |

12. Ist angegeben, ob das Internetangebot, in dem sich die Information befindet, an einer Qualitätsinitiative (zum Beispiel AFGIS, HON, MedCIRCLE) teilnimmt?

13. Enthält die Information für Sie persönlich ausreichende Angaben über ergänzende Hilfen und weiterführende Angebote?

14. Wird die Wirkungsweise der dargestellten Maßnahme(n) aus Ihrer persönlichen Sicht ausreichend beschrieben?

15. Wird der Nutzen der dargestellten Maßnahme(n) aus Ihrer persönlichen Sicht ausreichend beschrieben?

16. Werden mögliche Risiken bei Anwendung der dargestellte(n) Maßnahe(n) aus Ihrer persönlichen Sicht ausreichend beschrieben?

17. Wird erwähnt, ob die dargestellte(n) Maßnahme(n) Auswirkungen auf das tägliche Leben zur Folge haben?

18. Wird beschrieben, ob es bei Anwendung der vorgeschlagenen Maßnahme(n) widersprüchliche Erfahrungen in Bezug auf ihre Auswirkungen gibt?

19. Wird ausdrücklich erwähnt, ob alle derzeit bekannten Maßnahmen, die für das beschriebene Problem in Frage kommen, angeführt wurden?

20. Wird beschrieben, wie die Erkrankung verläuft, wenn die vorgestellte(n) Maßnahme(n) nicht ergriffen wird/werden?

**Redaktionelle Unabhängigkeit**

21. Erscheint die Information für Sie persönlich unabhängig und interessenneutral?

**Klarheit und Gestaltung**

22. Sind die wichtigsten / wesentlichen Inhalte der Information leicht zu identifizieren?

23. Ist die Gesundheitsinformation für Sie persönlich verständlich?

**Zusatzfragen nur für Internetinformationen**

24. IN1 Enthält die Internetseite Angaben darüber, wer der Betreiber der Seite ist und welche Absichten dieser hat

25. IN 2 Macht der Betreiber der Internetseiten Angaben zum Schutz und zum Umgang mit persönlichen Daten?

26. IN 3 Besteht die Möglichkeit, den Autor der Information und den Webmaster direkt zu kontaktieren?

27. IN 4 Ist der Zugang zur Internetseite ohne Beschränkung möglich?

28. IN 5 Können die Informationen zusammenhängend ausgedruckt werden?

Die Bewertung erfolgt mit einer dichotomen Antwortskala. Das Kriterium ist entweder erfüllt (JA) oder nicht erfüllt (NEIN) beziehungsweise im vorliegenden Fall nicht anwendbar. (siehe http://www.patienten-information.de/content/gesundheitsinfos/download/check_in.pdf).

**decision aids**
siehe ⇨ evidenzbasierte Entscheidungshilfe


**DISCERN**
DISCERN gehört zu den bekanntesten Qualitätsinstrumenten zur Überprüfung der methodischen Qualität von Patienteninformationen. Dieses Instrument wurde von einer Gruppe von Wissenschaftlern aus Oxford entwickelt. Ins Deutsche übertragen

wurde dieser Kriterienkatalog von der Abteilung Epidemiologie, Sozialmedizin und Gesundheitssystemforschung der Medizinischen Hochschule Hannover in Zusammenarbeit mit dem Ärztlichen Zentrum für Qualität in der Medizin. Es handelt sich um einen 15-Fragen umfassenden Katalog (Tabelle 4) der sich auf die Zuverlässigkeit einer Information und die Qualität der Darstellung von Behandlungsalternativen bezieht.

**Tabelle 4: Fragen der DISCERN-Kriterien**

| |
|---|
| *Zuverlässigkeit der Informationen:* |
| 1. Sind die *Ziele der Publikation* klar? |
| 2. *Erreicht* die Publikation die selbst gesteckten *Ziele*? |
| 3. Ist die Publikation für Sie *bedeutsam*? |
| 4. Existieren klare *Angaben zu den Informationsquellen*, die zur Erstellung herangezogen wurden? |
| 5. Ist klar angegeben, *wann* die Informationen der Publikation *erstellt* wurden? |
| 6. Ist die Publikation *ausgewogen und unbeeinflusst*? |
| 7. Enthält die Publikation detaillierte Angaben über *ergänzende Hilfen und Informationen*? |
| 8. Äußert sich die Publikation zu Bereichen, für die *keine sicheren Informationen* vorliegen? |
| |
| *Qualität der Informationen zu Behandlungsalternativen* |
| 9. Beschreibt die Publikation die *Wirkungsweise* jedes Behandlungsverfahrens? |
| 10. Beschreibt die Publikation den *Nutzen* jedes Behandlungsverfahrens? |
| 11. Beschreibt die Publikation die *Risiken* jedes Behandlungsverfahrens? |
| 12. Beschreibt die Publikation *mögliche Folgen einer Nichtbehandlung*? |
| 13. Beschreibt die Publikation, wie die Behandlungsverfahren die *Lebensqualität beeinflussen*? |
| 14. Ist klar dargestellt, dass *mehr als ein mögliches Behandlungsverfahren* existieren kann? |
| 15. Ist die Publikation eine Hilfe für eine "*partnerschaftliche Entscheidungsfindung*"? |

Die Bewertung erfolgt auf einer Skala von 1 (trifft überhaupt nicht zu) bis 5 (trifft voll zu ).
(Siehe auch http://www.discern.de)

## Download
Englischer Begriff für den Vorgang, Dateien aus dem Internet aufzurufen und auf dem eigenen Computer zu speichern.

## Disclaimer
Auf Webseiten eine Erklärung unter anderem zum Ausschluss einer Haftung für die Inhalte jener Seiten, zu denen man Links gesetzt hat.

## Effekte
Auswirkungen, die auf eine Ursache folgen. Erhält ein Patient eine bestimmte Therapie, hat diese Ursache Auswirkungen auf den Krankheitsverlauf. Daher wird das Ausmaß und die Häufigkeit der Auswirkung einer Therapie gemessen, um ihren Erfolg, das heißt ihre Effektivität einschätzen zu können.

## Evidenz, evidenzbasiert

Im Kontext mit „evidenzbasierter Medizin" verwendeter aus dem Englischen stammender Begriff (evidence = Nachweis, Anzeichen, Beleg, Hinweis, juristisch auch: Zeuge, Bekundung, Beweis) für Informationen aus wissenschaftlichen Studien, die einen Sachverhalt erhärten („evident" machen) oder widerlegen. Die Qualität der Evidenzlage hängt dabei wesentlich von der methodischen Güte der zugrunde liegenden Studien ab.

## Evidenzbasierte Entscheidungshilfen / decision aid

Decision aids sind evidenzbasierte Informationsmaterialien, die entwickelt werden, um Menschen darin zu unterstützen, spezifische und abwägende Entscheidungen zu treffen. Sie berücksichtigen Bedingungen und Ergebnisse, die bedeutsam für das individuelle gesundheitliche Problem eines Patienten sind. Decision aids unterscheiden sich von anderen Gesundheitsinformationen durch ihren detaillierten, spezifischen und personalisierten Fokus auf Optionen und Behandlungsergebnisse mit dem Ziel, die Menschen auf eine Entscheidung vorzubereiten, die ihrer individuellen Situation angemessen ist. [nach 6]. Insofern stellen sie eine Spezifikation evidenzbasierter Patienteninformationen dar.

## Evidenzbasierte Patienteninformationen

Evidenzbasierte Patienteninformationen beruhen auf objektiven und wissenschaftlich belegten Aussagen zu Erkrankungen und deren Untersuchungs- und Behandlungsmöglichkeiten. Sie berücksichtigen die zum Zeitpunkt der Erstellung vorhandenen besten und aussagekräftigsten Daten zu den untersuchten Themen und die Erfahrungen und Bedürfnisse betroffener Patienten. Evidenzbasierte Patienteninformationen müssen für Menschen ohne medizinische Vorbildung verständlich und relevant sein. Relevanz bedeutet, dass als „Erfolgsfaktoren" der Behandlung solche dargestellt werden, die für Patienten bedeutsam sind. Dies sind insbesondere die Lebenserwartung und die Lebensqualität. Unter diesen Voraussetzungen sind evidenzbasierte Patienteninformationen eine Grundlage für Patienten, Entscheidungen für oder gegen in Frage kommende Untersuchungs- oder Behandlungsmaßnahmen zu treffen.

## Evidenzstufen

Auch: Evidenzhierarchie, level of evidence, Evidenzklassifizierung
Unter Evidenzstufen versteht man die hierarchische Anordnung von Studientypen entsprechend methodischer Charakteristika zur Beurteilung der Aussagekraft von Studien hinsichtlich der (internen) ⇨ *Validität*. Bei Interventionen und therapeutischen Maßnahmen stehen ⇨ *systematische Reviews* und ⇨ *randomisierte kontrollierte klinische* Studien an oberster Stelle, Expertenmeinungen an letzter Stelle der Hierarchie.

Erklärung: Die Nützlichkeit eines medizinischen Verfahrens muss durch Untersuchungen bestätigt werden. Hierzu werden wissenschaftliche Studien durchgeführt. Es gibt verschiedenen Arten von Studien, wie zum Beispiel ⇨ *randomisierte klinische Studien, Kohorten-Studien*, ⇨ *Fall-Kontroll-Studien* oder ⇨ *Beobachtungsstudien*. Es gibt aber auch Verfahren, die durch Erfahrung von Experten oder Konsensus-Meinungen als nützlich bewertet werden. Da diese Verfahren ganz unterschiedlich in ihrer Aussagekraft anzusehen sind, ordnet das Modell der ‚Evidenzstufen' die Qualität dieser Verfahren ein.

## Fall-Kontroll-Studie

Eine Fall-Kontroll-Studie ist ein bestimmter Typ epidemiologischer Studien. Es handelt sich um eine analytische Beobachtungsstudie, bei der eine Gruppe von „Fällen" (Erkrankte) mit einer Gruppe von Kontrollen (Nicht-Erkrankte) hinsichtlich des Vorhandenseins von bestimmten Faktoren (zum Beispiel Risikofaktoren) miteinander verglichen wird. Der Zusammenhang zwischen Exposition (zum Beispiel Rauchen) und Zielerkrankung (zum Beispiel Lungenkrebs) wird mit Hilfe eines statistischen Risikomaßes (der Odds Ratio) quantifiziert.

Erläuterung:
Eine Fall-Kontroll-Studie ist immer zeitlich zurückgewandt. Patienten mit einer bestimmten Krankheit (Fälle) und Patienten ohne diese Krankheit (Kontrolle) werden nach Risikofaktoren befragt, die vor Ausbruch der Krankheit lagen. Um die Vergleichbarkeit der Personen zu erhöhen, werden bei der Auswertung aus beiden Gruppen (Fälle und Kontrollen) Personen einander zugeordnet, die sich zum Beispiel hinsichtlich Alter, Geschlecht oder sozialem Status ähnlich sind.

## Fallstudie / Fall-Serie

Eine Fallstudie ist ein Bericht über einen interessanten oder ungewöhnlichen Erkrankungsverlauf eines Patienten. Bei einer Fallserie handelt es sich um das zeitlich und/oder örtlich gehäufte Auftreten mehrerer solcher ungewöhnlicher Fälle (mehr als 10 Patienten). Da Fall-Serien aber keine Vergleichgruppen haben, zeitlich meist zurück blicken und die gesunde Ausgangssituation der Patienten nicht beobachten, ist ihr Wert für die Vorhersage oder die Beziehung zwischen Risikofaktoren und Endzustand eingeschränkt.

## Fokus Gruppe

Unter einer Fokusgruppe oder Gruppendiskussion versteht man in der Marktforschung eine Diskussion zu einem bestimmten Thema. Gruppendiskussionen dauern im Normalfall bis zu 2 Stunden und werden durch einen erfahrenen Moderator geleitet. Die Anzahl der TeilnehmerInnen einer Gruppendiskussion liegt üblicherweise zwischen 8 und 12 Personen, wobei die Zusammensetzung der Gruppe nach vorab genau definierten Kriterien erfolgt. Ein in enger Kooperation mit dem Auftraggeber verfasster Leitfaden dient als Grundlage für die Moderation, wobei der Leitfaden je nach Forschungsinteresse sehr offen oder auch sehr stringent gehalten sein kann.

## Framing

Framing bedeutet, dass Entscheidungen von der Art der Formulierung des Problems abhängen. Das bedeutet, dass zum Beispiel bei zwei identischen Entscheidungsaufgaben mit unterschiedlicher Formulierung bei den Versuchspersonen unterschiedliche Präferenzen auftreten. Der ‚Framing-Effekt' spielt auch in Zusammenhang mit der Darstellung von Wahrscheinlichkeiten eine Rolle. Wie die Person, der ein Risiko in Wahrscheinlichkeiten beschrieben wird, dieses aufnimmt, wird von dem Rahmen (englisch: frame) bestimmt, in dem sie es erfährt. Der Rahmen kann die Situation sein, in der die Aufklärung erfolgt, aber auch die zur Information eingesetzten Materialien, die Art der Darstellung und schließlich die aufklärende Person.

## Graue Literatur

Als Graue Literatur bezeichnet man in der Bibliothekswissenschaft Bücher und andere Publikationen, die nicht über den Buchhandelvertrieben werden. Diese Veröffentlichungen werden häufig von Vereinen, Organisationen oder ähnlichem herausgegeben. Sie werden in der Deutschen Nationalbibliografie, Reihe B veröffentlicht.

(siehe dazu auch: http://www.ddb.de/service/zd/reihe_b.htm)

## HON

HON ist die Abkürzung für die internationale, in der Schweiz angesiedelte Initiative ‚Health on the Net Foundation'. Diese Initiative hat sich einem ethischen Codex zur Qualität von Gesundheitsinformationen verpflichtet.

Internetseiten werden nach den acht Prinzipien für gute Internetseiten bewertet. Bei erfolgreicher Bewertung erhält der Website Betreiber die Erlaubnis, das HON-Logo als Zeichen der erfolgreichen Qualitätsprüfung auf seiner Seite zu veröffentlichen.

### Tabelle 5: Prinzipien des HON-Codes

1. Alle medizinischen und gesundheitsbezogenen Ratschläge, die auf dieser Website erteilt werden, werden nur von medizinisch/gesundheitswissenschaftlich geschulten und qualifizierten Fachleuten gegeben; andere Information wird eindeutig als nicht von Fachleuten bzw. medizinischen Organisationen stammend gekennzeichnet.

2. Die Information auf der Website ist so angelegt, dass sie die existierende Arzt-Patienten-Beziehung unterstützt und keinesfalls ersetzt.

3. Die Website respektiert die Vertraulichkeit von Daten, die sich auf individuelle Patienten und Besucher von medizinisch/gesundheitsbezogenen Websites beziehen, einschließlich deren Identität. Die Website-Betreiber verpflichten sich, die juristischen Mindestanforderungen, die für medizinische/gesundheitsbezogenen Daten im jeweiligen Land/Staat der Website und ihrer Mirrorsites (das sind identische Seiten auf einem anderen Server) existieren, einzuhalten oder zu übertreffen.

4. Wo immer möglich und sinnvoll, werden alle Informationen auf der Website mit Referenzen auf die Quelle oder mit entsprechenden HTML-Links versehen. Auf Seiten mit klinischen Informationen wird das Datum, an dem die Seite das letzte Mal geändert wurde, klar angezeigt (z.B. am Fuß der Seite).

5. Alle Angaben bezüglich des Nutzens/der Wirksamkeit einer bestimmten Therapie, eines kommerziellen Produkts oder Dienstes werden durch geeignete, ausgewogene wissenschaftliche Beweise unterstützt (vergleiche Prinzip 4).

6. Die Gestalter der Informationen auf der Website bieten Informationen so klar wie möglich dar und geben Kontaktadressen für Benutzer mit Fragen nach weiteren Informationen oder Hilfestellung an. Der Webmaster gibt seine/ihre Email-Adresse auf der gesamten Website an.

7. Sponsoren und Unterstützer der Website werden klar genannt, einschließlich kommerzielle und nicht-kommerzielle Organisationen, die finanzielle Mittel, Dienstleistungen oder Material für die Website zur Verfügung gestellt haben.

8. Sofern Werbung eine Einnahmequelle ist, wird auf diese Tatsache klar hingewiesen. Eine kurze Darstellung der Werberichtlinien der Websitebetreiber findet sich auf der Site. Werbung und anderes der Verkaufsförderung dienendes Material wird Benutzern in einer Art und in einem Kontext dargeboten, der eine klare Trennung zwischen Werbung und originalem Inhalt, der von der Website-betreibenden Institution hergestellt wurde, ermöglicht.

**Impressum**
Im Impressum stehen die Angaben zum Anbieter von Inhalten einer Website. Seit 01.01.2002 müssen aufgrund des Elektronischen Geschäftsverkehr-Gesetz (EGG) die notwendigen Angaben innerhalb der Website zwingend veröffentlicht werden. Diese Informationen müssen „leicht erkennbar, unmittelbar erreichbar und ständig verfügbar" sein. Die Informationen müssen daher an gut wahrnehmbarer Stelle stehen und ohne langes Suchen und jederzeit auffindbar sein.
(siehe dazu auch: http://www.internetrecht-rostock.de/Gesetze/EGG.htm)

**Kohorten-Studie**
Der Begriff ist angelehnt an die lateinische ‚cohors', dem zehnten Teil von Soldaten einer Legion. In der Epidemiologie bezeichnet die Kohorte eine Gruppe von Menschen, bei denen der Endzustand (zum Beispiel die Entwicklung von Dickdarmkrebs) nicht nachweisbar ist, sich aber möglicherweise entwickeln wird. Bei Eintritt in die Studie werden die Teilnehmer nach Risikofaktoren eingeordnet (zum Beispiel Ernährungsgewohnheiten), von denen angenommen wird, dass sie mit der Entwicklung der Krankheit in Beziehung stehen könnten. Diese Gruppe wird über einen Zeitraum hinweg beobachtet, bis man feststellen kann, bei wem der Endzustand eintritt und mit welchen Risikofaktoren er verbunden werden kann.

**Komplementärmedizinische Verfahren**
Als Komplementärmedizinische Verfahren werden im allgemeinen Verfahren bezeichnet, die von der Schulmedizin abweichen. Manche dieser Verfahren werden von der Schulmedizin nicht anerkannt. Der Begriff Komplementärmedizin wird im Zusammenhang mit wissenschaftlich nicht nachgewiesenen Methoden verwendet.

**Konsens**
Der Konsens (lateinisch: consentire = übereinstimmen) ist der Versuch einer Entscheidungsfindung ohne Anwendung der Mehrheitsregel. Konsens eine Einigung einer Gruppe von Menschen ohne verdeckten oder offenen Widerspruch.

**Konsensverfahren**
Konsensverfahren sind informelle oder formelle Methoden, mit voneinander abweichenden Meinungen hinsichtlich medizinischer Verfahren, oder der Interpretation von Ergebnissen wissenschaftlicher Untersuchungen umzugehen.

**Natürlicher Verlauf der Erkrankung**
Als Natürlicher Verlauf der Erkrankung wird der Verlauf einer Krankheit bezeichnet, wenn in keiner Weise eine Behandlung durchgeführt wird.

**Partizipative Entscheidungsfindung ("Shared Decision Making")**
Partizipative Entscheidungsfindung (PEF) ist ein Interaktionsprozess mit dem Ziel, unter gleichberechtigter aktiver Beteiligung von Patient und Arzt auf Basis geteilter Information zu einer gemeinsam verantworteten Übereinkunft zu kommen.
(siehe auch http://www.patient-als-partner.de/).

**Leitlinien**
Handlungsempfehlungen, an denen sich der Arzt orientieren kann. Medizinische Leitlinien sind "systematisch entwickelte Entscheidungshilfe über die angemessene ärztliche Vorgehensweise bei speziellen gesundheitlichen Problemen". Leitlinien werden von wissenschaftlichen Fachgesellschaften und der ärztlichen Selbstverwaltung ver-

fasst, um zu bestimmten Krankheitsbildern Empfehlungen zur optimalen Behandlung zu geben. Leitlinien haben keinen rechtlich bindenden Charakter.
(siehe auch http://www.leitlinien.de/).

## MedCircle

Medcircle ist eine Initiative zur kritischen Qualitätsbewertung medizinischer Internetangebote (www.medcircle.org), die von der Europäischen Union bis 2003 gefördert wurde. Für das MedCIRCLE-Projekt wurde ein spezielles Vokabular (HIDDEL-Health Information Disclosure, Description and Evaluation Language) zur Erzeugung von Metadaten entwickelt. Ziel ist die Automatisierung der Qualitätsbeurteilung medizinischer Webangebote mit Hilfe einer speziellen Software. Im Jahr 2006 wurde mit MedIEQ (Quality Labeling of Medical Web content using MultilingualInformation Extraction) ein Nachfolgeprojekt von MedCircle aufgelegt, dass bis 2008 von der EU gefördert wird.

## Medizinische Intervention

Das Wort Intervention leitet sich vom lateinischen „inter = zwischen" und „venire = gehen, kommen" her und bezeichnet die Einmischung in den Krankheitsverlauf durch eine Behandlung (zum Beispiel Gabe von Medikamenten oder eine Operation).

## Medline

Eine über das Internet zu erreichende Datenbank (www.pubmed.gov), die von der US amerikanischen National Library of Medicine betreut wird. In Medline werden fortlaufend medizinische Fachartikel mit den bibliographischen Angaben sowie einem Abstract eingetragen. Es ist die bekannteste Literatur-Datenbank für die medizinische Literatursuche.

## Meta-Analyse

Die Meta-Analyse (griechisch: meta = übergeordnet) ist eine Zusammenstellung und Auswertung verschiedener Studien, die die gleiche medizinische Fragestellung untersucht haben. Diese Studien können widersprüchliche Ergebnisse haben. Von einer Meta-Analyse erhofft man sich, dass die Zusammenfassung mehrerer einzelner Studien eine größere statistische Aussagekraft als eine Einzelstudie besitzt. Für die Qualität einer Meta-Analyse ist es wichtig, möglichst alle zum Thema bereits durchgeführten Studienberichte zu integrieren. Das Verfahren führt zu einer Schätzung des Effekts, den die Behandlung hat. Dieser Effekt kann beschrieben werden als ⇨ *relatives Risiko* oder die Verringerung (Reduktion) der Sterblichkeit.

## Number needed to treat (NNT)

Die number needed to treat NNT ist eine statistische Maßzahl. Sie bezeichnet die Zahl der Patienten, die über einen bestimmten Zeitraum behandelt werden müssen, um ein zusätzliches unerwünschtes Ereignis zu vermeiden. Die NNT lässt sich berechnen als Reziprokwert der ⇨ *absoluten Risikoreduktion*: NNT = 1 / ARR.

## Nutzen

In der ökonomischen Theorie versteht man unter dem Nutzen das Maß für die Fähigkeit eines Gutes oder einer Gütergruppe, die Bedürfnisse eines wirtschaftlichen Akteurs (z.B. eines Haushaltes) zu befriedigen. Nutzen ist somit ein Maß für Zufriedenheit und Glück. Aus Sicht des Patienten besteht der Nutzen einer Behandlung in der Verbesserung des Gesundheitszustandes (möglichst bis zur vollständigen Genesung) und in der Erhaltung, Verbesserung oder Wiederherstellung der vom Patienten angestrebten Lebensqualität.

## Patientenrelevante Parameter

Patientenrelevante Parameter sind Messgrößen in klinischen Studien, die aus Patientensicht von höchsten Interesse sind. Hierzu zählen insbesondere die Lebensqualität (Beschwerdefreiheit, Belastbarkeit, etc.) und die positive Beeinflussung der Lebenserwartung.

## Qualität

Qualität der Behandlung ist das Maß, in dem die gesundheitliche Versorgung von Individuen oder Gruppen die Wahrscheinlichkeit erhöht, dass vom Patienten erwünschte auf die Gesundheit bezogene Ergebnisse erzielt werden und zwar in Übereinstimmung mit dem aktuellen Wissen des Berufsstandes [30].

## Randomisierte (kontrollierte) klinische Studie, RCT

Eine randomisierte (kontrollierte) klinische Studie (englisch: randomised controlled trial, RCT) ist eine experimentelle Studie, bei der Patienten nach einem Zufallsprinzip einer Behandlungsgruppe und einer Kontrollgruppe zugeordnet werden. Durch diese zufällige Zuordnung (Randomisierung) werden zwei vergleichbare Gruppen gebildet, die sich nur durch die Art der durchgeführten Behandlung unterscheiden. RCT's sind der Goldstandard zur Feststellung der Wirksamkeit durchgeführter Behandlungen.

## Reliabilität

Die Reliabilität ist ein Gütekriterium eines Tests / einer Studie das angibt, wie stark die Messwerte / Ergebnisse durch Störeinflüsse und Fehler belastet sind. Ein vollständig reliabler Test müsste nach wiederholter Anwendung bei denselben Personen zu exakt den gleichen Ergebnissen führen, beziehungsweise zwei unabhängige Beobachter müssten zum gleichen Ergebnis gelangen.

## Relatives Risiko

Relative Risiken werden zur Beschreibung von möglichen Zusammenhängen zwischen einer Exposition und einem Ereignis verwendet. Das relative Risiko ist definiert als die Häufigkeit, in der ein Ereignis auftritt bei Angehörigen einer definierten Personengruppe, die ein bestimmtes Merkmal aufweisen (Exponierte), geteilt durch die Ereignishäufigkeit bei Nicht-Merkmalsträgern (Nichtexponierten) aus derselben Personengruppe.

## Relative Risikoreduktion

Die relative Risikoreduktion beschreibt das Maß, um das ein Verfahren das relative Risiko senkt. (siehe auch ⇨ *absolute Risikoreduktion*)

## Risiko, Risiken

Risiken sind gleich bedeutend mit negativen, unerwünschten Ereignissen, die Menschen begegnen können. Um die Wahrscheinlichkeit, dass einem Menschen so etwas widerfährt, in Zahlen auszudrücken, werden statistische Berechnungen angewandt. Risiken, werden berechnet, indem man die Zahl der Ereignisse durch die Gesamtzahl des zugrunde liegenden Kollektivs dividiert. Das Risiko wird als Prozent oder als Quotient angegeben. Die Skala reicht von 0 bis 100% oder von 0 bis 1.

## Standard
Ein Standard ist eine breit akzeptierte und angewandte Regel oder Norm. Er beschreibt ein Qualitätsniveau, das für einen bestimmten Bereich als vorbildlich erarbeitet wurde.

## Surrogatparameter
Ersatz-Messgrößen (lateinisch surrogat = nicht vollwertiger Ersatz; parameter = Messgröße), die einfacher zu messen sind als das eigentlich zu untersuchende Ereignis. Oft sind aber die tatsächlichen Beziehungen zwischen diesen und dem Endereignis der Untersuchung unklar. Beispiel: Es wird davon ausgegangen, dass eine Senkung des Fettspiegels zur Verlängerung der Überlebenszeit bei Patienten führt, die durch Fettplättchen verengte Arterien haben (Arteriosklerose). Wird der Fettspiegel gesenkt, verzögert dies die Verengung. Daher wird in Studien zur Wirkung der den Fettspiegel senkenden Medikamente der Fettstoffwechsel, aber nicht die Überlebenszeit der Patienten, die die Medikamente nehmen, gemessen. Man sollte die Überlebensrate messen, die zeigen kann, ob das Medikament tatsächlich die Überlebensrate verlängert oder vielleicht durch Nebenwirkungen sogar einen gegenteiligen Effekt hat.

## Unsicherheiten
Keine Therapie wirkt bei allen Menschen gleich. So bleibt ein bestimmtes Maß an Unsicherheit über die Wirksamkeit.

## Validität
Die Validität gibt an, wie gut der Test (die Studie) in der Lage ist, genau das zu messen, was er zu messen vorgibt.

## Versorgungskette
Die Gesamtheit aller notwendigen, ineinander greifenden Aktivitäten im Gesundheitssystem, die bei der Behandlung von Patienten durchgeführt werden. Eine Versorgungskette bildet zum Beispiel bei einem Herzinfarkt die Notfall-Versorgung, die stationäre und/oder operative Behandlung, die rehabilitative Behandlung, die hausärztliche Nachbetreuung sowie die begleitende Betreuung durch die Krankenkasse.

## Wahrscheinlichkeiten
Bei einer Erkrankung erfährt der Kranke Ereignisse wie Krankheitssymptome, Heilungssymptome oder auch den Tod. Um den Erfolg oder Misserfolg einer Behandlung einzuschätzen, wird die Häufigkeit der einzelnen Ereignisse bei Erkrankung und Therapie gezählt. Da für den Einzelnen die Ereignisse aber nicht voraussagbar sind, behilft man sich bei Vorhersagen über Krankheitsverlauf oder Behandlungserfolg mit Angaben auf der Basis von Wahrscheinlichkeiten. Die gezählten Ergebnisse werden mit statistischen Methoden auf eine Ebene gebracht, auf der sie auf die Bevölkerung anwendbar sind. Wahrscheinlichkeiten werden in Begriffen wie ‚manchmal, selten, häufiger' vermittelt, die aber sehr ungenau sind und von denen Ärzte und Patienten oft ganz unterschiedliche Vorstellungen haben. Wahrscheinlichkeiten sollten daher in Zahlen ausgedrückt werden.

## Webmaster
Ein Webmaster ist die Person, die für die technische Pflege, Überwachung und den laufenden (ununterbrochenen) Betrieb eines Web-Servers verantwortlich ist. Häufig

stellt der Webmaster auch in Zusammenarbeit für die inhaltlich verantwortlichen Personen entsprechende Inhalte auf der Internetseite ein und pflegt diese. Manchmal werden auch Autoren selbst als Webmaster tätig.

Für die Erstellung des Glossars verwendete Quellen :
- Bortz, Döring. Forschungsmethoden und Evaluation für Human und Sozialwissenschaftler,3. Auflage, Springer Verlag, 2002
- Kunz, Ollenschläger, Raspe, Jonitz, Kolkmann. Lehrbuch Evidenzbasierte Medizin in Klinik und Praxis, Deutscher Ärzte-Verlag, 2000
- http://dict.leo.org (Online- Wörterbuch)
- http://www.htmlbasis.de/glossar/glossar.htm (Internetglossar)
- http://de.wikipedia.org/
- BGG – Gesetz zur Gleichstellung behinderter Menschen, §4, siehe unter: http://bundesrecht.juris.de/bgg/BJNR146800002.html
- http://www.metaworks.at/gruppendiskussionen.htm
- http://www.phil.euv-frankfurt-o.de/download/framing.pdf
- http://www.internetrecht-rostock.de/Gesetze/EGG.htm
- http://www.leitlinien.de/leitlinienqualitaet/faq/index/manual/index/kap10glossar/glossar

## Autoren und Finanzierung des Buches

### Dr. PH Sylvia Sänger

Diplomingenieurin für Biomedizintechnik und promovierte Gesundheitswissenschaftlerin. Seit 2000 als wissenschaftliche Mitarbeitern im ÄZQ tätig.
Seit Oktober 2004 Leitung des Bereichs Medizinische Informationen und Patienteninformation am ÄZQ.

### Dr. phil. Britta Lang

Gesundheitswissenschaftlerin und Mitarbeiterin des Deutschen Cochrane Zentrums, Schwerpunkt Wissenschaft und Öffentlichkeit und evidenzbasierte Patienteninformation. Stellvertretende Sprecherin des Fachbereichs Patienteninformation

### Prof. Dr. David Klemperer

Internist, Sozialmediziner und Hochschullehrer. Sprecher des Fachbereichs Patienteninformation und Patientenbeteiligung am Deutschen Netzwerk Evidenzbasierte Medizin e.V.
http://www.davidklemperer.de

### Dr. med. Christian Thomeczek

Arzt mit Zusatzbezeichnung Flugmedizin und Leitender Notarzt, ärztlicher Qualitätsmanager, EFQM-Assessor, Medizin-Controller. Verantwortlich für Qualitätssicherung in speziellen Versorgungsbereichen, z.Z. Schwerpunkte in Qualitätsmanagement in der ambulanten Versorgung (www.q-m-a.de) und den Bereich "Fehler in der Medizin". Dr. Thomeczek ist Geschäftsführer des ÄZQ und Leiter des Ressorts "Patientensicherheit".

### Prof. Dr. Marie-Luise Dierks
Erziehungswissenschaftlerin, Professorin für Public Health im Arbeitsschwerpunkt Patienten und Konsumenten, Abteilung Epidemiologie, Sozialmedizin und Gesundheitssystemforschung an der Medizinischen Hochschule Hannover.

*Die Finanzierung dieses Buches erfolgt aus Mitteln des Ärztlichen Zentrums für Qualität in der Medizin.*

# Literatur und Quellenverzeichnis

Reference List

1.  Härter M. Partizipative Entscheidungsfindung (Shared Decision Making)--ein von Patienten, Ärzten und der Gesundheitspolitik geforderter Ansatz setzt sich durch. Z Arztl Fortbild Qualitats-sich 2004;98(2):89-92.

2.  Duman M. Producing Patient Information. How to research, develop and produce effective information resources. King's Fund; 2003.

3.  Duman M, Farrell C. The POPPi Guide. Practicalities of producing patient information. London: King's Fund; 2000.

4.  North G, Margree G, Roe M. Guidelines for producing patient information literature. Nurs Stand 1996;10(47):46-8.

5.  Wyatt JC,Sullivan F. What is health information? BMJ 2005;331(7516):566-8.

6.  O'Connor AM, Stacey D, Entwistle V, Llewellyn-Thomas H, Rovner D, Holmes-Rovner M, Tait V, Tetroe J, Fiset V, Barry M, Jones J. Decision aids for people facing health treatment or screening decisions. Cochrane Database Syst Rev 2003;(2):CD001431.

7.  Preliminary report: effect of encainide and flecainide on mortality in a randomized trial of arrhythmia suppression after myocardial infarction. The Cardiac Arrhythmia Suppression Trial (CAST) Investigators. N Engl J Med 1989;321(6):406-12.

8.  Charnock D, Shepperd S, Needham G, Gann R. DISCERN: an instrument for judging the quality of written consumer health information on treatment choices. J Epidemiol Community Health 1999;53(2):105-11.

9.  Sänger S. Einbeziehung von Patienten/Verbrauchern in den Prozess des Qualitätsmanagements im Gesundheitswesen am Beispiel der Qualitätsförderung medizinischer Laieninformation im Internet. Niebüll: Videel; 2004.

10. The AGREE Collaboration. Appraisal of Guidelines for Research & Evaluation. AGREE Instrument. 2001 [cited: 2005 Okt 04]. Available from: http://www.agreecollaboration.org/pdf/agreeinstrumentfinal.pdf

11. Koch K. Hormonersatztherapie: Aufklärung mit freundlicher Unterstützung. Dt Arztebl 2002;99(31-32):A-2089.

12. Booth-Clibborn N, Milne R, Oliver S. Searching for high-quality evidence to prepare patient information. Health Info Libr J 2001;18(2):75-82.

13. Bürger C. Patientenorientierte Information und Kommunikation im Gesundheitswesen. Wiesbaden: Deutscher Universitäts-Verlag; 2003.

14. Edwards JE, Oldman A, Smith L, Collins SL, Carroll D, Wiffen PJ, McQuay HJ, Moore RA. Single dose oral aspirin for acute pain. Cochrane Database Syst Rev 2000;(2):CD002067.

15. Klemperer D. Wahre Lügen - Manipulation durch Informationen. bwp-magazin 2005;3:22-4.

16. Gurm HS,Litaker DG. Framing procedural risks to patients: is 99% safe the same as a risk of 1 in 100? Acad Med 2000;75(8):840-2.

17. Steckelberg A, Berger B, Köpke S, Heesen C, Mühlhauser I. Kriterien für evidenzbasierte Patienteninformationen. Z Arztl Fortbild Qualitatssich 2005;99(6):343-51.

18. Raspe H. Grundlagen und Theorie der evidenzbasierten Medizin (EbM). In: Kunz R, Ollenschlä-
    ger G, Raspe H, et.al., editors. Lehrbuch Evidenzbasierte Medizin in Klinik und Praxis Köln:
    Deutscher Ärzte-Verlag; 2000. p. 38-49.

19. Hoffrage U, Kurzenhauser S, Gigerenzer G. Wie kann man die Bedeutung med. Testbefunde
    besser verstehen und  kommunizieren. Z Arztl Fortbild Qualitatssich 2000;94(9):713-9.

20. Thompson DF. Understanding financial conflicts of interest. N Engl J Med 1993;329(8):573-6.

21. International Committee of Medical Journal Editors. Uniform Requirements for Manuscripts
    Submitted to Biomedical Journals: Writing and Editing for Biomedical Publication. 2005 [cited:
    2006 Jan 09]. Available from: http://www.icmje.org/

22. Dana J,Loewenstein G. A social science perspective on gifts to physicians from industry. JAMA
    2003;290(2):252-5.

23. Klemperer D. Der Patient als Mitgestalter der gesundheitlichen Versorgung. In: Badura B, Ise-
    ringhausen O, editors. Wege aus der Krise der Versorgungsorganisation. Beiträge aus der Ver-
    sorgungsforschung Bern: Huber; 2005.

24. Goozner M. Unrevealed: Non-Disclosure of Conflicts of Interest In Four Leading Medical and
    Scientific Journals. 2004 [cited: 2006 Jan 09]. Available from:
    http://www.cspinet.org/new/pdf/unrevealed_final.pdf

25. Martinson BC, Anderson MS, de VR. Scientists behaving badly. Nature 2005;435(7043):737-8.

26. Taylor R,Giles J. Cash interests taint drug advice. Nature 2005;437(7062):1070-1.

27. Langer I, Schulz von Thun F, Tausch R. Sich verständlich ausdrücken. 7th ed. München, Basel:
    Ernst Reinhardt Verlag; 2002.

28. NHS. Toolkit for producing patient information.
    Ref Type: Conference Proceeding

29. Well-Written Health Information: A Guide. Communicating with consumers series, Volume 1.
    2006 [cited: 2006 Jan 09]. Available from:
    http://www.health.vic.gov.au/consumer/pubs/written.htm

30. Lohr KN. Medicare: A Strategy for Quality Assurance. Washington, DC: National Academy
    Press; 1990.

✂ --------------------------------------------------------------------------------------------------

Sie können uns dabei unterstützen, diese Empfehlung weiter zu verbessern. Ihre Anmerkungen werden wir bei der nächsten Überarbeitung berücksichtigen. Trennen Sie einfach dieses Blatt heraus und
senden es an:

Ärztliches Zentrum für Qualität in der Medizin
Redaktion „Empfehlung für Patienteninformationen"
Wegelystraße 3 / Herbert-Lewin-Platz
**10623 Berlin**

### Wie sind Sie auf das „Manual Patienteninformation – Empfehlungen zur Erstellung evidenzbasierter Patienteninformationen" aufmerksam geworden?

☐ Online-Diskussionsforum/Mailingliste (welches? welche?)

☐ Gedruckte Werbeanzeige/Newsletter (wo? welchen?)

☐ Organisation (welche?)

☐ WWW-Suchmaschine (welche?)

☐ Sonstiges (bitte ausführen)

### Wofür haben Sie das „Manual Patienteninformation  Empfehlungen zur Erstellung evidenzbasierter Patienteninformationen" verwendet? (Mehrfachantworten sind möglich)

☐ Erstellung von Informationen zu:

☐ Zu Schulungs- und/oder Ausbildungszwecken (Bitte beschreiben)

☐ Anderes (Bitte beschreiben)

Für welche Form(en) von Information haben Sie das Manual Patienteninformation – Empfehlungen zur Erstellung evidenzbasierter Patienteninformationen verwendet (Mehrfachantwor-
ten sind möglich)

☐ Gedruckte Patienteninformationen

☐ Internet-Patienteninformationen

☐ Andere (bitte beschreiben)

**Was hat Ihnen am „Manual Patienteninformation – Empfehlungen zur Erstellung evidenzbasierter Patienteninformationen" gefallen?**

**Was könnte am „Manual Patienteninformation – Empfehlungen zur Erstellung evidenzbasierter Patienteninformationen" verbessert werden?**

Ihre Adresse: